I0040753

TRAITÉ PRATIQUE

DES

PLANTES INDIGÈNES

LES PLUS USITÉES

POUR LA CONSERVATION DE LA SANTÉ

CONTENANT LES DÉNOMINATIONS FRANÇAISES, LATINES ET VULGAIRES DES PLANTES ;
LA DÉSIGNATION DE LEUR FAMILLE, SUIVANT LA CLASSIFICATION NATURELLE ET
ARTIFICIELLE ; L'ÉPOQUE ET LES LIEUX OU ELLES CROISSENT ; LA DESCRIPTION
PHYSIQUE, LES NOTIONS CHIMIQUES ET LES PARTIES USITÉES ; LA RÉCOLTE
ET LES PROCÉDÉS DE CONSERVATION ; LES PRÉPARATIONS, LES DOSES ET LES
CAS DANS LESQUELS ELLES SONT GÉNÉRALEMENT EMPLOYÉES.

Par Ferdinand ROUGET

Ancien élève en médecine, adjoint à divers médecins, auteur de plusieurs ouvrages
scientifiques.

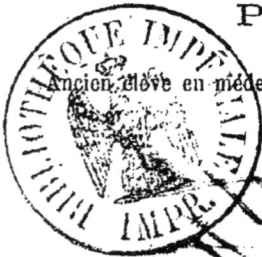

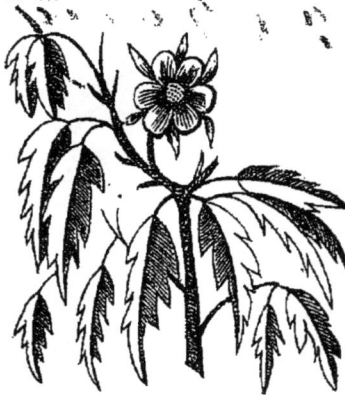

BIBLIOTHÈQUE IMPÉRIALE IMP.

SE VEND PAR L'AUTEUR. — PRIX : 3 FRANCS.

—

JUILLET 1863.

142
Ie 161

Propriété de l'auteur. Signé

PRÉFACE.

La connaissance des plantes indigènes les plus usitées pour la conservation de la santé, remonte à la plus haute antiquité.

Les naturalistes remarquèrent d'abord dans les plantes indigènes leurs propriétés curatives, et s'occupèrent presque exclusivement de ces propriétés. L'examen des organes et des fonctions eut lieu beaucoup plus tard ; de telle sorte que l'on peut dire que l'application a été antérieure à la science.

Beaucoup de nos plantes indigènes possèdent des propriétés médicales, cela est incontestable ; mais il en est un très grand nombre dont les vertus sont inconnues.

Sur nos rochers stériles , au fond des ombreuses vallées, aux pieds de nos balsamiques sapins , sur les bords du ruisseau qui serpente inconnu dans la prairie , comme sur les bords des chemins, partout, on peut récolter des espèces préférables, avec leurs sucs et leur naïve fraîcheur, à ces racines équivoques , à ces bois vermoulus que le Nouveau-Monde échange contre notre or et souvent contre notre santé...

Livré à la pratique rurale après avoir été pendant long-temps familiarisé avec la thérapeutique urbaine , nous avons pu comparer les deux genres de médication. L'expérience nous a démontré plus d'une fois que l'on doit presque toujours préférer les plantes indigènes, lorsqu'elles offrent les mêmes principes médicamenteux, aux substances exotiques, souvent altérées par le voyage ou le séjour dans les magasins, plus souvent encore falsifiées par la cupidité.

La frelatation des plantes est la seule science dont les marchands se piquent. Les substances les plus chères sont les plus dénatuées. L'abus est poussé à un tel point, que certains produits quadruplent de masse en sortant de Marseille. On vend, par exemple, cent fois plus de quinquina que l'Amérique n'en peut fournir; on vend cinquante fois plus de manne qu'il n'en en arrive à Marseille.

Les résines les plus précieuses, les aromates, les bois sont presque tous contrefaits ; pour y parvenir on ajoute des bois analogues qui prennent un peu d'aromate par le contact, on les peint, on les colore, etc.

Tabernœmontanus en Allemagne, Thomas Bartholin en Danemarck, Beverovicius (Jean de Beverwick) en Hollande, Jean Prévost en Italie, Burtin et Wauters en Belgique, Campegius (Champier), Antoine-Constantin, Garidel, Coste et Wilmet, Bodart, Loiseleur-Deslonchamps en France, ont prouvé que la nature ayant suffisamment pourvu chaque pays des secours nécessaires à ceux qui l'habitent, on peut, sans avoir recours aux substances exotiques, guérir les malades avec les remèdes tirés des plantes indigènes.

Ceux qui objectent que les plantes indigènes ou naturalisées, sont peu énergiques ou infidèles dans leur action sur nos organes, commettent deux graves erreurs.

Il suffit, pour réfuter la première objection, de rap-peler que nous possédons des plantes amères, astringentes, aromatiques, purgatives, diurétiques, émollientes et adoucissantes, excitantes, narcotiques, antispasmodiques, sudorifiques, dépuratives, expectorantes, emménagogues, sternutatoires, aphrodisiaques, antiaphrodisiaques, fondantes, rubéfiantes, absorbantes, vomitives, vermifuges, fébrifuges et toniques, tout aussi actives que celles que nous faisons venir à grands frais des régions lointaines.

La seconde objection n'est pas mieux fondée. Nous ferons remarquer que le défaut de soins et de précautions relativement au choix de la plante, à sa récolte, à sa conservation, à ses diverses préparations, etc., rend leur action peu efficace.

Souvent, en effet, les plantes sont récoltées avant leur parfait développement, ou lorsqu'elles ont perdu la plus grande partie de leurs propriétés, par des femmes qui n'ont d'autre instruction que la routine. Elles sont livrées à l'herboriste, tantôt chargées de rosée, tantôt mouillées et rafraîchies, pour les faire paraître plus récentes quand elles n'ont pas été vendues au marché précédent, et, dans cet état, elles s'altèrent, au lieu de se conserver pour la dessiccation.

En général, on néglige trop les plantes salutaires qui croissent sous nos pas, qui respirent pour ainsi dire l'air que nous respirons, et qui servent à composer des remèdes simples, efficaces et peu coûteux. Elles sont la médecine du pauvre : pourquoi donc ne seraient-elles pas celle du riche, et préférées à ces remèdes multipliés qui, en raison de la singularité de leurs noms, de leur rareté, et surtout de leurs prix élevés, semblent avoir de grandes vertus ?

Il est donc de la plus grande importance de faire connaître et de mettre à la portée de tous, les propriétés spécifiques des plantes indigènes les plus usitées pour la conservation de la santé. Nous avons fait tous nos efforts pour rendre ce Traité pratique, complet autant que possible, en donnant les dénominations françaises, latines et vulgaires des plantes indigènes ; la désignation de leur famille, suivant la classification naturelle et artificielle ; leur description physique et les notions chimiques, tout en faisant connaître les lieux où elles croissent, l'époque de leur récolte, les procédés pour leur conservation; les parties usitées, les préparations, les doses et les cas dans lesquels elles sont généralement employées.

Notre expérience nous a permis de faire des recherches minutieuses et exactes sur les plantes indigènes, en écartant soigneusement les vénéneuses, dont l'emploi présente de graves inconvénients.

Fidèle aux principes que nous avons reçus de nos maîtres, nous osons espérer que notre Traité pratique facilitera à toutes les intelligences la connaissance et l'emploi des plantes indigènes, tel est notre ardent désir : fasse le ciel qu'il se réalise !

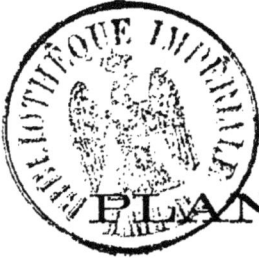

TRAITÉ PRATIQUE

DES

PLANTES INDIGÈNES.

Absinthe. *Absinthium officinale*, aluine, armoise amère, armoise absinthe, famille *synanthérées, tribu des corymbifères.*

L'Absinthe, plante herbacée, vivace, croît dans presque tous les climats, dans les lieux incultes, sur les bords des chemins. (Juillet, septembre).

DESCRIPTION. Racines ligneuses, fibreuses, pivotantes ; tige droite de 60 à 70 centimètres, dure, cannelée, rameuse, d'un gris cendré, remplie d'une moelle blanche ; feuilles alternes, petiolées, molles, d'un vert argenté ; segments lancéolés ; fleurs petites, globuleuses, jaunâtres, en grappes axillaires.

NOTIONS CHIMIQUES. D'une odeur forte et aromatique, d'une amertume devenue proverbiale ; l'Absinthe renferme une matière azotée très amère, une matière azotée presque insipide, une matière résiniforme très amère, une huile volatile verte, de la chlorophylle, des sels de potasse.

PARTIES USITÉES : Les feuilles et les sommités.

RÉCOLTE. On la fait à l'époque de la floraison. Après avoir disposé en guirlandes les sommités bien mondées, on les fait sécher à l'étuve ou au séchoir. L'Asinthe sèche doit être peu longue, portant des feuilles nombreuses, sans taches noires ou jaunes, odorante et d'une amertume très prononcée ; elle fournit plus d'huile volatile quand elle a été cueillie par un temps pluvieux ou dans un lieu humide.

Préparations et doses. *Infusion* , de 10 à 30 gram. par kilo d'eau froide ou chaude ; *dose* de 60 à 150 gram. *Suc frais* de 4 à 18 gram., le plus souvent étendu dans un véhicule aqueux ou vineux. *Sirop* : eau, 100 gram., sucre, 30 gram., absinthe, 4 gram. ; *dose* de 20 à 30 gram. *Poudre*, 1 à 2 gram. comme tonique, 4 à 16 gram. comme fébrifuge, dans 30 gram. de vin blanc. La plante fraîche est plus active que la sèche.

Propriétés spécifiques. L'Absinthe est tonique, excitante, stimulante, fébrifuge et vermifuge ; à dose modérée, excite l'estomac, aiguise l'appétit, facilite la digestion, accélère les fonctions circulatoires et sécrétoires. A forte dose, elle détermine de la chaleur à l'épigastre, de la soif, une excitation générale. On l'emploie principalement dans les affections atoniques du canal digestif et de l'estomac; comme vermifuge et tonique dans les cas de diarrhée chronique, de flatuosités, etc. ; dans les pâles couleurs, les flueurs blanches, la suppression des menstrues, les affections scrofuleuses, l'hydropisie, les fièvres intermittentes et leurs effets consécutifs, tels que les engorgements du foie et des viscères abdominaux.

A l'extérieur, l'Absinthe est employée en lotions, cataplasmes comme détersive, antiseptique, tonique et résolutive.

L'Absinthe est une des plantes indigènes dont l'efficacité est journellement constatée par les meilleurs médecins.

Ache. *Apium graveolens*, céleri sauvage ou des marais, persil des marais, céleri odorant. Famille *Ombellifères*.

L'Ache, plante bisannuelle, croît partout, dans les lieux humides, et est cultivée dans les jardins. (Juillet.)

Description. Racine épaisse, fibreuse, pivotante, rameuse, roussâtre en dehors, blanchâtre en dedans, quelquefois chargée de plusieurs têtes ; tiges de 60 à 80 centimètres, droites, creuses, glabres, rameuses, sillonnées, noueuses; feuilles une ou deux fois ailées, solides, larges, lobées, incisées ou dentées, luisantes, glabres, les radicales opposées, celles de la tige alternes. Fleurs jaunâtres, petites, en ombelles terminales ou axillaires.

Notions chimiques. L'Ache, d'une odeur aromatique, *sui generis*, d'une saveur âcre, a des principes qui sont à peu près les mêmes que ceux du céleri, où Vogel a reconnu une huile volatile incolore à laquelle la plante doit son odeur, une huile grasse mêlée de chlorophylle, un peu de soufre, de la bassorine en dissolution dans un acide faible qui forme une gelée tremblante, une matière gommeuse et une matière brune extractive, de la mannite, du nitrate de potasse en quantité considérable, de l'hydrochlorate de potasse. •

PARTIES USITÉES : Les racines, les feuilles et les semences.

RÉCOLTE. La racine qui est bisannuelle, doit être récoltée la seconde année, ses propriétés sont moins actives dans la première année. Elle perd son odeur désagréable et comme vireuse par la dessiccation. Les feuilles sont employées fraîches.

PRÉPARATIONS ET DOSES. A l'intérieur : *suc* des feuilles, 30 à 60 gram. comme diurétique : 100 à 200 gram. comme fébrifuge. *Infusion* ou *décoction* des racines, 30 à 60 gram. par kilo d'eau. *Dose*, de 60 à 80 gram. *Sirop* seul ou en potion, de 30 à 100 gram. A l'extérieur : *Infusion* ou *décoction* des feuilles et des racines, 50 à 100 gram. par kilo d'eau. Feuilles, quantité suffisante en cataplasme. *Suc* en lotion, gargarisme.

PROPRIÉTÉS SPÉCIFIQUES. L'Ache est diurétique, fondante, expectorante, résolutive. On la prescrit sèche. Elle est employée dans les obstructions des viscères abdominaux, dans les hydropisies, les cachexies, suite des fièvres intermittentes, la jaunisse ou ictère, la gravelle, etc.

Le suc exprimé des feuilles, à la dose de 150 à 200 gram., est un très bon fébrifuge pris au moment de l'accès, et d'une grande efficacité dans l'hydropisie.

Le suc d'Ache est antiscorbutique et détersif en gargarisme ; il sert aussi en topique sur les ulcères et les cancers ulcérés.

Agripaume. *Leonurus cardiaca*, cardiaque, cardiaque officinale, cardiaire. Famille *Labiées*.

Plante vivace, herbacée, qui croît autour des habitations rurales et des vieux châteaux, dans les terrains incultes et pierreux. (Juin, Septembre.)

DESCRIPTION. Tige de 60 à 80 centimètres, dressée, carrée, striée, remplie d'une moëlle blanche ; feuilles opposées, palmées, larges, petiolées, pubescentes, les inférieures à trois lobes incisées et dentées, les moyennes plus étroites et à lobes plus pointus, les supérieures souvent entières ; fleurs roses, ponctuées de pourpre, en verticilles axillaires au haut de la tige.

PARTIES USITÉES : Feuilles et sommités.

RÉCOLTE. On la fait pendant et même avant la floraison pour la conserver. La dessiccation, pendant laquelle les feuilles noircissent un peu, lui fait perdre une grande partie de ses propriétés.

PRÉPARATIONS ET DOSES. *Infusion*, 30 à 50 gram. pour un 1 kilo d'eau. *Dose*, de 60 à 100 gram.

PROPRIÉTÉS SPÉCIFIQUES. L'Agripaume possède un principe tonique et excitant, d'un arôme peu agréable, d'une saveur amère, un peu âcre, qui la rend diurétique, sudorifique, antispasmodique, emménagogue, anthelmintique. Elle s'emploie dans la cardialgie, les palpitations, chez les enfants surtout quand on soupçonne la présence des vers comme cause de ces affections ; dans la suppression des menstrues en infusion concentrée ; dans les affections hystériques et contre l'asthme humide.

Aigremoine. *Agrimonia eupatoria.* Agrimoine, ingremoine, eupatoire des Grecs. Famille *Rosacées.*

Cette plante croît dans presque tous les climats, le long des haies, des chemins, dans les bois, les prairies. (Juin, juillet, août.)

DESCRIPTION. Tige de 60 centimètres environ, droite, dure, velue, feuillée, ordinairement simple; feuilles alternes, pinnées, à folioles lancéolées, dentées, pubescentes et blanchâtres en dessous, entremêlées de folioles très petites ; fleurs jaunes, en épi terminal.

NOTIONS CHIMIQUES. D'une odeur agréable et légèrement aromatique à l'état frais, d'une saveur un peu amère et astringente, l'Aigremoine paraît contenir une huile essentielle et du tannin en assez grande quantité.

PARTIES USITÉES : Feuilles et sommités.

RÉCOLTE. On peut la cueillir pendant tout l'été pour l'usage journalier ; pour la conserver, on ne la récolte qu'en automne. Elle perd de sa saveur et presque entièrement son odeur par la dessiccation.

PRÉPARATIONS ET DOSES. A l'intérieur : *infusion* feuilles 5 à 15 gram. par 500 gram. d'eau ; *dose*, de 30 à 60 gram. ; à l'extérieur : en fomentations, cataplasmes, injections, décoction 30 gram. pour 300 gram. d'eau pour gargarismes, quelquefois avec addition de miel et de vinaigre.

PROPRIÉTÉS SPÉCIFIQUES. L'Aigremoine est stimulante et astringente, s'emploie dans les maladies chroniques du foie, les engorgements des viscères abdominaux, la jaunisse ou ictère, les flux muqueux, le pissement de sang, la débilité; elle est aussi d'une grande efficacité dans les hémorrhagies passives, les écoulements chroniques, les ulcères, les engorgements des amygdales, en gargarismes.

Alkékenge. *Physialis alkekengi*, coqueret, coquerelle, cerise d'hiver ou de Juifs. Famille *Solanées*.

L'Alkékenge, dont la racine est vivace, croît spontanément dans les champs cultivés, les bois taillis et les vignes. (Juin, septembre).

DESCRIPTION. Racine articulée jetant çà et là des fibres grêles, qui rampent au loin; tige de 30 à 50 centimètres de hauteur, dressée, anguleuse, un peu velue, rameuse, verte d'abord, puis rougeâtre, prenant de la consistance en automne; feuilles larges, glabres, géminées à la base, les supérieures ovales et un peu pointues; fleurs d'un blanc terne, solitaires, inclinées en bas, sur des pédoncules axillaires. Calice monophylle, à 5 découpures aiguës, velu, se développant et devenant à l'époque de la maturation un cornet membraneux, acquérant une couleur rouge écarlate à mesure que sa maturité avance, entourant complètement la baie, qui est globuleuse, contenant un grand nombre de petites graines aplaties et réniformes.

NOTIONS CHIMIQUES. Les baies d'Alkékenge sont d'une amertume franche et d'une acidité marquée, qui n'est pas désagréable.

PARTIES USITÉES : Les baies, les tiges, les feuilles et les capsules.

RÉCOLTE. L'Alkékenge ne doit être récoltée qu'à l'époque de la maturité des fruits, c'est-à-dire depuis la fin d'août jusqu'en septembre. — Les tiges, les capsules et les baies acquièrent une couleur rouge ou jaune qui indique leur maturité.

Dans les vignes, les premières pousses ont souvent été détruites par les vignerons, et les coquerets de seconde végétation mûrissent à la fin de septembre ou d'octobre. On peut alors les cueillir, en faire des bouquets, comme c'est l'usage dans les campagnes, et les exposer sur un sol bien sec à la chaleur du soleil. La dessiccation sera plus prompte si l'on sépare les baies des capsules, car la transpiration des premières entretient l'humidité des secondes. Il est nécessaire de passer la plante au four ou à l'étuve avant de la soumettre à l'action du pilon.

PRÉPARATIONS ET DOSES. A l'intérieur : baies fraîches et mûres, de 6 à 20 gram. par jour. *Suc* des baies récemment exprimé de 30 à 60 gram. par jour, en potion. *Infusion* des baies, 15 à 60 gram. par kilo d'eau. *Doses* de 300 gram. par jour. *Vin* 30 gram. de feuilles, tiges ou fruits macérés pendant huit jours dans un kilo de vin blanc. *Dose*, 15 à 30 gram. matin et soir comme diurétique, 60 à 100 gram. comme fébrifuge. *Poudre* tiges, capsules, baies 4 à 18 gram. en une seule ou en plusieurs fois, dans de l'eau ou du vin, ou mieux encore dans le vin d'Alkékenge.

PROPRIÉTÉS SPÉCIFIQUES. L'Alkékenge est tonique, astringent, excitant, diurétique et fébrifuge, s'emploie toujours avec succès dans la gravelle, les rétentions d'urine, les hydropisies, la jaunisse ou ictère, la goutte, l'œdème et l'anasarque qui suivent les fièvres intermittentes ; dans les infiltrations séreuses qui suivent la scarlatine, les affections graves des reins et de la vessie. Son efficacité est infaillible dans les fièvres intermittentes.

L'Alkékenge est une des plantes indigènes dont les propriétés ont été toujours constatées par les meilleurs médecins.

Alleluia. *Trifolium acetosum*, surelle, oxalide, pain de coucou, oseille de Pâques, trèfle aigre, oseille à trois feuilles. Famille *Oxalidacées*.

Cette plante croît communément dans les bois, au pied des arbres, dans les lieux ombragés, le long des haies. (Mars et avril).

DESCRIPTION. Racines fibres qui partent des renflements d'une tige souterraine rampante ; feuilles nées de l'extrémité de la souche par 5 ou 6, longuement petiolées et formant gazon, trifoliées, folioles obcordées, pubescentes surtout en dessous, où leur couleur est blanchâtre ; fleurs blanches, solitaires sur des hampes droites, et un peu moins longues que les pétioles.

NOTIONS CHIMIQUES. Inodore, d'une saveur acide fort agréable; cette plante renferme beaucoup d'eau, du mucilage et une grande quantité d'oxalate de potasse.

PARTIES USITÉES : Toute la plante.

RÉCOLTE. Elle se fait au moment de la floraison, vers le temps de Pâques, d'où lui vient le nom d'Alleluia. La plante perd une partie de sa saveur acide par la dessiccation; mais on peut se la procurer pendant toute la belle saison et l'employer à l'état frais.

PRÉPARATIONS ET DOSES. A l'intérieur : *décoction* : 30 gram. ou une poignée dans 500 gram. d'eau ou de petit lait. *Dose* de 60 à 120 gram. *Suc* exprimé de 30 à 60 gram. Plante fraîche, mangée en salade, une poignée.

Propriétés spécifiques. L'Alleluia est rafraîchissante, tempérante, antiputride, antiscorbustique, diurétique. Elle convient dans les affections bilieuses, inflammatoires, putrides, les embarras de l'estomac et des intestins.

Anagyre. *Anagyris fœtida*, bois puant, anagyre. Famille *Légumineuses.*

Cet arbuste croît abondamment sur les montagnes. (Mai.)

Description. Tige droite, rameuse, recouverte d'une écorce cendrée, s'élevant jusqu'à la hauteur de trois mètres; feuilles alternes, pétiolées, composées de trois folioles ovales, oblongues, sessiles, pubescentes en-dessous, terminées par une petite pointe particulière, et plus longues chacune que le pétiole commun qui les soutient; fleurs naissant trois ou quatre ensemble, par petits bouquets latéraux et axillaires, portées chacune sur un pédoncule plus court qu'elle, d'un jaune pâle, excepté le pétale supérieur qui est taché en-dessus d'un jaune brun; fruit, gousse de la longueur du doigt, presque cylindrique, recourbée à son extrémité et renfermant trois à cinq graines réniformes, qui deviennent blanches en mûrissant.

Notions chimiques Toutes les parties de l'Anagyre exhalent une odeur fétide, quand on les froisse entre les doigts, les feuilles ont une saveur amère très prononcée.

Parties usitées : Les feuilles.

Récolte. Elle se fait de mai en octobre.

Préparations et doses. *Infusion* des feuilles, 12 à 16 gram. pour 150 à 200 gram. d'eau bouillante, édulcorée avec du miel et du sucre, *dose* de 80 à 125 gram.

Propriétés spécifiques. L'Anagyre s'emploie comme purgatif dans les affections bilieuses de l'estomac, des intestins et des viscères abdominaux. L'Anagyre est le purgatif dont on peut se servir avec le plus d'avantage et doit être préférée aux sulfates et sels en réputation.

Ancolie. *Aquilegia vulgaris*, gant de Notre-Dame; famille *Renonculacées.*

L'Ancolie que l'on cultive dans les jardins, croît spontanément dans les bois et le long des haies. (Juin, juillet).

Description. Racine vivace, fibreuse, blanchâtre, produisant plusieurs rameaux; tige s'élevant de 60 à 80 centimètres, grêle, rameuse, feuillée, rougeâtre, droite; feuilles grandes, petiolées, composées, trois fois ternées ; folioles arrondies, trilobées, crénelées, vertes, foncées en dessus, glauques en-dessous ; les feuilles qui naissent sur la tige sont alternes, peu nombreuses, et vont en diminuant de grandeur à mesure qu'elles approchent du sommet de la plante ; les supérieures sont petites, sessiles, simplement ternées ou trilobées ; fleurs terminales, grandes, pendantes, bleues à l'état sauvage, quelquefois rouges, violettes, blanches, panachées, etc., à l'état de culture ; fruit composé de 5 capsules droites, presque cylindriques, pointues, uniloculaires, univalves, et polyspermes ; graines ovales, attachées aux deux bords de la suture de chaque capsule.

NOTIONS CHIMIQUES. Le sirop de fleurs d'Ancolie, d'une belle couleur bleue, décèle mieux que celui de violette, les acides et les alcalis.

PARTIES USITÉES : Les racines, les feuilles, les fleurs et les graines.

RÉCOLTE. Cette plante doit être préservée de l'humidité qui lui fait perdre une partie de ses propriétés.

PRÉPARATIONS ET DOSES. A l'intérieur, *infusion* des semences, de 4 à 8 gram. pour 500 gram. d'eau bouillante ; *dose*, de 60 à 100 gram. *Sirop*, fleur 15 gram., eau 30 gram., sucre, 30 gram. ; *dose*, 30 à 50 gram. A l'extérieur : en cataplasmes et fomentations, les parties usitées.

PROPRIÉTÉS SPECIFIQUES. L'Ancolie est béchique, diaphorétique, apéritive et diurétique, s'emploie dans la toux, les bronchites, la jaunisse, la suppression des menstrues et les croûtes de lait ; on administre les semences de l'Ancolie en poudre, en infusion et en émulsion pour favoriser l'éruption de la variole, de la rougeole et de la scarlatine.

Aneth. *Anethum graveolens*, Aneth odorant, fenouil puant, fenouil bâtard. Famille *Ombellifères*.

Cette plante croît spontanément dans lieux incultes, les fossés ; on la cultive dans les jardins ; la graine n'est bonne pour la semence que dans sa maturité. (Juillet).

DESCRIPTION. Racine blanche, fibreuse, fusiforme, grêle ; tige de 40 à 45 centimètres, cylindrique, glabre, feuillée et un peu rameuse, striée, alternativement blanche et rougeâtre ; feuilles alternes, presque trois fois ailées, linéaires, aplaties ; fleurs jaunes, en ombelles doubles, demi-ouvertes, terminales ; fruit ovale, comprimé, divisé en deux graines convexes et cannelées d'un côté, aplaties de l'autre, entourées d'un rebord jaunâtre.

Notions chimiques. D'une odeur aromatique plus forte et moins agréable que celle du fenouil, sa saveur est plus prononcée quand elle a été récoltée dans un lieu plus sec.

Parties usitées : La semence, les feuilles et les sommités.

Récolte. Elle se fait au mois d'août et successivement. Il faut cueillir les bouquets de graines à mesure qu'ils brunissent, en choisissant pour cela un beau jour et sans attendre la chute de la rosée.

Préparations et doses. A l'intérieur : *Infusion* des semences, 4 à 8 gram. par kilo d'eau ; dose de 80 à 150 gram. Eau distillée de 50 à 100 gram. en potion.Poudre 1 à 2 gram. A l'extérieur : infusion, pour fomentations, lotions, cataplasmes, etc.

Propriétés spécifiques. L'Aneth est stimulant ; ses semences sont carminatives et conviennent dans la débilité de l'estomac et des intestins ; elles augmentent aussi la sécrétion du lait des nourrices et sont généralement employées avec succès dans les flatuosités, les flueurs blanches, la mauvaise odeur de l'haleine.

Dans le cas d'atonie des reins et de l'utérus, cette semence peut exciter la sécrétion des urines et la menstruation. Elle purge bien les enfants nouveaux-nés à la dose de 1 à 2 gram.

Angélique. *Angelica archangelica*, angélique officinale, angelique cultivée, archangélique, herbe du Saint-Esprit. Famille *Ombellifères*.

Cette plante croît spontanément dans les lieux froids, humides, tels que le long des fleuves, les bords des fossés, des étangs. On la cultive dans les jardins où elle se sème d'elle-même. (Juillet, août).

Description. Racine grosse, fusiforme, brune, ridée à l'extérieur, blanche intérieurement ; tige de 1 metre et demi environ, grosse, creuse, cylindrique, rameuse, rougeâtre ; feuilles très grandes, bi ou tri-pinnées, vertes en dessus, blanchâtres en-dessous ; folioles opposées, sessiles, ovales, dentées en scie, souvent lobées, surtout la terminale ; fleurs d'un vert jaunâtre, en ombelles nombreuses ; fruit avoïde, anguleux, divisé en deux semences ovales, planes d'un côté, convexes et marquées de trois lignes de l'autre, entourées d'une bordure membraneuse.

Notions chimiques. L'Angélique a une odeur forte, aromatique et une saveur piquante, un peu amère.

Parties usitées : La racine, les tiges et les semences, rarement les feuilles.

RÉCOLTE. La première année la récolte de l'Angélique est peu considérable ; ce n'est qu'à la deuxième année que les tiges ont pris un développement convenable. Les années suivantes sa récolte est encore plus abondante. On cueille, en les coupant raz-terre, les tiges au moment où les premières ombelles commencent à défleurir. Les racines se récoltent en septembre ; on les fend en morceaux pour les sécher, puis on les enferme dans des boîtes de bois. Les racines qui n'ont qu'un an de récolte sont les préférées.

PRÉPARATIONS ET DOSES. A l'intérieur : *infusion* des racines ou des jeunes tiges fraîches, de 10 à 30 gram. par kilo d'eau bouillante ; *dose* de 100 à 120 gram. *Infusion* des semences, 8 à 15 gram. par kilo d'eau bouillante ; *dose* de 100 à 120 gram. *vin* 2 sur 32 de vin ; *dose* de 50 à 100 gram. ; *poudre* 4 à 10 gram. dans 100 gram. de vin blanc ; *dose* de 30 à 50 gram. A l'extérieur : *vinaigre*, 100 gram. pour 1 kilo de bon vinaigre blanc, en lotions, fomentations, frictions.

PROPRIÉTÉS SPÉCIFIQUES. L'Angélique, qui tient son nom de l'odeur aromatique, suave et musquée qu'elle répand, est tonique, excitante, stomachique, sudorifique, emménagogue. Elle est très utile dans l'atonie générale, dans celle des organes digestifs en particulier ; dans les vomissements spasmodiques, les coliques flatulentes, certaines céphalalgies nerveuses, le tremblement des membres, l'hystérie, les pâles couleurs, les flueurs blanches, les fièvres muqueuses, typhoïdes, etc. On la donne avec avantage dans les bronchites aiguës, les bronchites chroniques avec atonie, pour faciliter l'expectoration et pour fortifier la muqueuse pulmonaire.

Anthyllide. *Anthyllis vulneraria*, anthyllide vulnéraire, triolet jaune. Famille *Legumineuses*.

Petite plante herbacée, qui se trouve dans les terrains calcairo-argileux, secs et sablonneux ; est cultivée dans les jardins. (Mai, septembre.)

DESCRIPTION. Racine pivotante assez profonde ; tige couchée, velue, de 1 à 6 décimètres de longueur ; feuilles ailées avec impaires plus grandes ; fleurs jaunes, disposées en tête ; fruit arrondi.

PARTIES USITÉES : Les feuilles et les fleurs.

RÉCOLTE. Elle se fait en octobre ; on doit, pour conserver cette plante, la garantir de la sécheresse.

PRÉPARATIONS ET DOSES. A l'intérieur *infusion* de 5 à 10 gram. pour 225 gram d'eau ; *dose* : 60 à 120 gram. A l'extérieur : en lotions, cataplasmes et fomentations.

PROPRIÉTÉS SPÉCIFIQUES. L'anthyllide est astringente et vulnéraire. Pilée et appliquée en topique, et prise en décoction aqueuse, on la considère comme propre à cicatriser les plaies, à résoudre les contusions et prévenir les suites des chutes et des commotions.

Argentine. *Potentilla anserina*, potentille ansérine, bec d'oie, agrimoine sauvage, pentaphylloïdes; famille *Rosacées.*

Cette plante vivace, très commune, croît partout, sur les terrains humides, au bord des chemins et des ruisseaux; elle se multiplie considérablement dans les endroits où l'eau séjourne. (Juin, juillet, août).

DESCRIPTION. Racine noirâtre, fibreuse, longue, garnie de nombreux ramuscules; tige de 30 centimètres environ, mince, faible, rampante et un peu velue; feuilles qui s'enracinent de distance en distance, grandes, primées, composées de 15 à 17 folioles sessiles, ovales, oblongues, dentées en scie, couvertes d'un duvet blanc, soyeux, argentin; fleurs jaunes, solitaires, axillaires, portées sur de longs pédoncules; fruit composé de graines nombreuses, nues et accuminées.

NOTIONS CHIMIQUES. D'une odeur nulle, d'une saveur styptique assez prononcée, l'argentine contient une assez grande quantité de tannin.

PARTIES USITÉES : L'herbe et la racine.

RÉCOLTE. Elle se fait en août et septembre, et s'emploie à l'état frais.

PRÉPARATIONS ET DOSES. *Décoction*, une poignée pour un kilo d'eau; *dose :* 100 à 200 gram. *Suc*, de 80 à 150 gram.

PROPRIÉTÉS SPÉCIFIQUES. L'argentine est astringente, tonique et fébrifuge; on l'emploie contre les hémorrhagies, la dyssenterie, la diarrhée, les flueurs blanches et dans quelques cas de fièvres intermittentes.

Armoise. *Artemisia vulgaris.* Armoise vulgaire, armoise commune, herbe de la St-Jean, couronne de St-Jean, ceinture de St-Jean; famille *Synanthérées*, tribu des *corymbifères.*

Cette plante vivace, herbacée, est très commune dans tous les lieux incultes. On la rencontre partout, le long des chemins, sur le bord des champs, dans les lieux secs, arides, sur les masures. (Juillet, septembre).

DESCRIPTION. Racine à peu près de la grosseur du doigt, lon-

2

gue , ligneuse , fibreuse , rampante ; tiges de un mètre et plus, droites , fermes , cylindriques , cannelées , rameuses supérieurement , d'un vert blanchâtre , quelquefois rougeâtre , légèrement pubescente ; feuilles d'un vert sombre en dessus , blanches et cotonneuses en dessous , alternes , pinnatifides , à folioles lancéolées en haut de la tige , les florales linéaires pointues ; fleurs en capitules ovoïdes disposées en épis axillaires , formant une panicule terminale longue et étroite.

Notions chimiques. L'odeur de l'armoise est aromatique ; la saveur des feuiles et des tiges est un peu amère ; celle de la racine est douce. L'infusion aqueuse de l'herbe récente est rougeâtre.

Parties usitées : La racine , les feuilles et les sommités.

Récolte. Elle se fait au mois de juin ou au commencement de juillet, suivant l'époque de la floraison. Après l'avoir mondée , on en fait des guirlandes et on la met à sécher. Les racines sont sujettes à la moisissure. La plante récoltée dans les jardins, dans les terrains gras et humides est beaucoup moins active que celle qui se trouve dans les lienx secs , arides , sur les masures.

Préparations et doses. A l'intérieur , *infusion* de 10 à 40 gram. par kilo d'eau bouillante ; *dose* de 60 à 150 gram. *Infusion vineuse* , même dose dans le vin blanc. *Poudre* herbe sèche , 2 à 8 gram. en substance. *Poudre* racine , 2 à 4 gram. dans de la bière chaude. *Suc* exprimé, 15 à 80 gram. A l'extérieur , 60 à 100 gram. par kilo d'eau bouillante pour fumigation , lavements , etc.

Propriétés spécifiques. L'armoise est tonique , stimulante , antispasmodique, emménagogue. On l'emploie dans l'hystérie, les pâles couleurs, la suppression des menstrues , les flueurs blanches, les vomissements spasmodiques, les convulsions des enfants , les névralgies et l'épilepsie.

Arnica. *Arnica montana* , arnique de montagne , bétoine de montagne , bétoine des Vosges , herbe-aux-prêcheurs , doronic d'Allemagne , plantain des Alpes , tabac des Savoyards , tabac des montagnes. Famille *Synanthérées* tribu des *Corymbifères*.

L'arnica , plante vivace , qui aime les lieux élevés , froids et ombragés , croît abondamment sur les montagnes (Juillet.)

Description. Racine fibreuse ; brune en dehors , blanchâtre en dedans , rampant obliquement à une petite profondeur dans le sol.

Tige cylindrique, pubescente, de la hauteur de 30 à 45 centimètres, simple ou donnant en haut deux rameaux à fleurs,
indépendamment de la fleur terminale; feuilles sessiles, ovales,
entières, nervées, le plus souvent au nombre de quatre, formant
une rosette couchée au bas de la tige, deux autres feuilles caulinaires opposées, plus petites et lancéolées; fleurs grandes, d'un
jaune doré, radiées, belles, terminales; la principale accompagnée de deux autres plus petites; graines allongées, ovales,
comprimées, surmontées d'une aigrette sessile et plumeuse.

Notions chimiques. Les fleurs d'Arnica sont peu odorantes
quand elles sont desséchées; quand elles sont fraîches, surtout
quand on les écrase, elles ont une odeur aromatique particulière,
assez forte pour déterminer l'éternument. Leur saveur est chaude,
âcre et amère. MM. Lassaigne et Chevalier en ont retiré une
résine odorante, une matière amère, nauséabonde et vomitive,
de l'acide gallique, une matière colorante jaune, de l'allumine,
de la gomme et enfin des sels à bases de potasse et de chaux.
Weber y a trouvé une huile bleue, et Bucholz de la saponine.

Parties usitées : Toute la plante, excepté la racine.

Récolte. On récolte les fleurs au mois de juillet et toute la
plante en septembre.

Préparations et doses. A l'intérieur : *infusions* : 4 fleurs
pour 200 gram. d'eau dans les cas qui exigent une réaction
énergique; 3 fleurs pour la même quantité d'eau dans les cas
ordinaires; 1 ou 2 fleurs pour les enfants. A l'extérieur, feuilles
et fleurs en catasplames, en poudre comme sternutatoire.

Propriétés spécifiques. Les effets primitifs de l'Arnique ont
lieu sur les voies digestives; les effets secondaires se produisent
par une excitation sur le cerveau et le système nerveux. Les
premiers se manifestent assez promptement par un sentiment de
pesanteur à l'estomac, par des démangeaisons à la peau, des
nausées, un malaise dans les intestins, une supersécrétion sali-
vaire; les seconds par de légers étourdissements, de faibles
maux de tête, de légères secousses analogues aux commotions
électriques.

L'Arnique est considérée comme tonique, apéritive, purgative,
diurétique, sudorifique et emménagogne, donnée à petite dose.
Cette plante est employée contre les accidents résultant de chutes,
de commotions, de contusions, en iufusion à l'intérieur; en

cataplasmes à l'extérieur : dans les extravasions sanguines, les fièvres muqueuses et putrides, les fièvres intermittentes, la dyssenterie, les catarrhes chroniques, l'asthme humide, certaines paralysies, l'amaurose naissante, le rhumatisme et une foule d'autres maladies que l'on est étonné de rencontrer sur la même ligne, tant elles sont dissemblables sous le rapport des indications curatives qu'elles présentent.

L'Arnique est douée de propriétés réelles. Il convient seulement de bien préciser les cas où son emploi peut être utile et ceux où il peut nuire. C'est par son application empyrique ou irrationnelle que cette plante énergique est tombée dans le discrédit.

Arrête-bœuf. *Ononis spinosa*, bugrane, bougrane, bougrande, bugrave, chaupoint, tenon. Famille *Légumineuses*.

L'arrête-bœuf est une plante vivace qui croît surtout dans les lieux incultes, les pâturages médiocres, les terrains sablonneux, et sur les bords des chemins. (Juin, Septembre)

DESCRIPTION. Racine brune à l'extérieur, blanchâtre à l'intérieur, pouvant atteindre la grosseur du doigt, longue de 6 centimètres et plus, rampant sous le sol, et par son extrême ténacité arrêtant parfois tout court la charrue, de là, lui vient le nom d'arrête-bœuf; tiges de 30 à 60 centimètres, dures, couchées ou étalées, à rameaux avortés-épineux, pubescentes et légèrement visqueuses, feuilles inférieures, trifoliées, pétiolées, composées de folioles ovales-obtuses, dentées, striées, vertes, légèrement pubescentes; les supérieures simples, stipulées et finement dentées; fleurs roses, quelquefois blanches, axillaires, à pédoncules courts, solitaires ou géminées, disposées en grappes feuillées, terminales; fruit : légume court, renflé, velu, contenant des graines.

NOTIONS CHIMIQUES. L'odeur de la racine de Bugrane est désagréable, sa saveur douceâtre et nauséabonde.

PARTIES USITÉES : La racine, les feuilles et les fleurs.

RÉCOLTE. On la fait en tout temps quand on veut user de la racine.

PRÉPARATIONS ET DOSES. A l'intérieur : *décoction* racine 30 à 60 gram. par kilo d'eau ; *dose* de 100 à 200 gram. ; *poudre* : 2 à 4 gram. ; *infusion* pour gargarisme, feuilles et fleurs, de 30 à 50 gram. pour un kilo d'eau.

PROPRIÉTÉS SPÉCIFIQUES. La Bugrane est apéritive, diurétique, tonique, stimulante et détersive. On l'emploie avec un grand suceès dans les affections du foie , la jaunisse , les engorgements des viscères abdominaux , les affections des voies urinaires et des reins, les hydropisies et les épanchements séreux , dans les obstructions des testicules , les catarrhes chroniques de la vessie et la gravelle. Son efficacité est souveraine en gargarismes dans les engorgements des glandes de la gorge et les ulcérations des gencives.

Asclépiade blanche. *Asclepias albo flore* , dompte-venin. Famille *Asclépiadacées*.

L'Asclépiade blanche ou dompte-venin est très commune dans les bois , les terrains incultes, les coteaux secs et pierreux. (Mai-août).

DESCRIPTION. Racine , espèce de souche tuberculeuse, longue de 5 centimètres environ , rampant à une légère profondeur sous le sol , grisâtre extérieurement, rugueuse , d'où partent un grand nombre de radicules blanches , longues et grêles ; tiges de 40 à 60 centimètres de hauteur, droites , rondes , flexibles , simples , vertes et lisses , pubescentes en leurs bords et sur leurs nervures ; fleurs blanches , petites , disposées en petits bouquets sur des pédoncules axillaires.

NOTIONS CHIMIQUES. La racine récente exhale une odeur nauséabonde , analogue à celle de la Valériane sauvage ; cette odeur s'affaiblit et se dissipe même par la dessiccation. Sa saveur , d'abord douceâtre ne tarde pas à devenir âcre et amère. Cette racine contient une sorte de résine , du muqueux , de la fécule , une huile grasse et consistante, presque cireuse, une huile volatile, de l'acide pictique , du ligneux , des malates de potasse et de chaux, et plusieurs sels minéraux.

PARTIES USITÉES : La racine et les feuilles.

RÉCOLTE. La racine d'Asclépiade peut être récoltée depuis l'automne jusqu'au printemps. La dessiccation fait perdre à ces racines une grande partie de leurs qualités.

PRÉPARATIONS ET DOSES. A l'intérieur : *décoction* racine 15 à 30 gram. par kilo d'eau; *dose* : 100 à 200 gram. ; à l'extérieur: feuilles en cataplasmes , décoction aqueuse ou vineuse.

PROPRIÉTÉS SPÉCIFIQUES. L'Asclépiade blanche est dépurative , astringente , diurétique , emménagogue et résolutive , s'emploie dans les affections scrofuleuses, dartreuses et vénériennes , dans l'hydropisie , les engorgements du foie , la jaunisse , les flueurs blanches et la suppression des menstrues. Les feuilles sont employées comme résolutives dans les engorgements lymphatiques et glanduleux, les abcès froids en cataplasmes.

Astragale. *Astragalus glyciphillos*, astragale sans tige. Famille *Légumineuses*.

Plante herbacée, vivace, qui croît dans les montagnes. (Juillet, Août.)

DESCRIPTION. Racine épaisse, pivotante, brunâtre ; tige nulle ; feuilles en touffes à longues petioles cylindriques portant une vingtaine de paires de folioles ovales, lancéolées, un peu velues ; fleurs jaunes en épi, lâche au sommet d'un pédoncule, né de l'aisselle des feuilles radicales.

NOTIONS CHIMIQUES. L'Astragale d'une odeur forte, et d'une saveur amère, un peu âcre, contient une matière analogue à l'asparagine ; de l'amidon, de l'albumine, une huile résineuse, épaisse et âcre.

PARTIES USITÉES : La racine, les feuilles et les fleurs.

RÉCOLTE. Elle se fait au printemps et à l'automne ; on doit garantir la racine de l'humidité et la conserver dans un lieu tempéré.

PRÉPARATIONS ET DOSES. *Décoction* 45 gram. de racine dans un kilo d'eau réduite à 200 gram. ; *dose* 100 à 150 gram. ; à l'extérieur : les feuilles et les fleurs en cataplasmes, en lotions pour les dartres, ulcères, etc.

PROPRIÉTÉS SPÉCIFIQUES. L'Astragale est excitante, tonique, sudorifique, diurétique, détersive et antisyphilitique ; son efficacité est souveraine dans les affections vénériennes, ulcères, pustules, dartres, gales ; dans les écoulements, le rhumatisme, la goutte et les exostoses provenant de l'infection syphilitique.

Aunée dyssentérique. *Inula dyssenterica*, inule dyssentérique, inule conysière, conyse moyenne, énule, tonique, conyse des prés, herbe de St-Roch, aunée des prés. Famille *Synanthérées*.

Cette plante croît abondamment dans les lieux humides, aux bords des fossés et des rivières. (Août et septembre.)

DESCRIPTION. Racine oblongue, épaisse, garnie de fibres capillaires, brune en dehors, blanchâtre intérieursment ; tige droite, cylindrique, haute de 25 à 30 centimètres, velue, paniculée ; feuilles assez grandes, amplexicaules, oblongues, d'un vert pâle en dessus, blanchâtres et cotonneuses en dessous ; fleurs jaunes, pédonculées, disposées en corymbe au sommet des rameaux.

Notions chimiques. L'Aunée dyssentérique d'une saveur âcre, est un peu aromatique et amère.

Parties usitées : La racine, les feuilles, les fleurs.

Récolte. La racine doit être récoltée à la 2me ou 3me année. Quand elle est très grosse, il faut la fendre avant de la faire sécher, pour l'empêcher de pourrir. Les feuilles et les fleurs doivent se cueillir en septembre et octobre.

Préparations et doses. *Décoction*, 30 gram. pour 1 kilo d'eau ; *dose* de 80 à 120 gram.

Propriétés spécifiques. L'Aunée dyssentérique est astringente, tonique et calminative ; elle s'emploie dans les cas d'inflammation de l'estomac, du foie, des intestins et des voies urinaires, dans les dyssenteries, diarrhées et hémorragies.

Aunée ou **Aulnée**. *Inula helenium*, aunée officinale, aunée commune, énule-campagne, inule aunée, inule héléniaire, hélénine, lionne, œil-de-cheval, laser de chiron. Famille *Synanthérées*.

L'Aunée, plante vivace, grande et belle, croît naturellement dans les prairies grasses, ombragées, dans les bois ; on la cultive aussi dans les jardins. (Juillet, août.)

Description. Racine grosse, charnue, rameuse, fauve ou brune à l'extérieur, blanche intérieurement ; tige de 1 à 2 mètres, droite, ferme, pubescente, peu rameuse ; feuilles radicales, très amples, longue de 30 centimètres et plus, ovales-allongées, molles, crénelées, vertes et ridées en-dessus, nerveuses, cotonneuses, blanchâtres en-dessous ; feuilles caulinaires moins grandes, ovales-pointues, sessiles, un peu amplexiaulés ; les unes et les autres alternes ; fleurs jaunes, solitaires, radiées, terminales sur chaque division de la tige ; fruit consistant en plusieurs graines oblongues, couronnées d'une aigrette simple et sessile.

Notions chimiques. La racine d'Aunée ou d'Aulnée exhale une odeur forte, pénétrante ; sa saveur est singulière, elle tient de l'amertume, mais en la mâchant elle devient aromatique, piquante ; elle contient une résine âcre, une huile volatile, un stéaroptène et une fécule particulière.

Parties usitées : La racine.

Récolte. La racine ne se récolte qu'à la deuxième année. La couleur et l'odeur de cette racine se modifient par la dessiccation ; elle devient grisâtre et prend l'arôme de la violette ou de l'iris ; mais ses changements n'altèrent en rien ses propriétés.

PRÉPARATIONS ET DOSES. *Infusion* à l'intérieur de 15 à 30 gram. par kilo d'eau ; *dose* de 100 à 200 gram. ; *sirop* 15 gram. pour 500 gram d'eau , sucre 150 gram. ; *dose* de 60 à 90 gram. ; *vin* , 10 gram. de racine fraîche pour 200 gram. de bon vin blanc ; *dose* de 60 à 120 gram. ; *poudre*, de 2 à 10 gram. dans du vin blanc , à froid. A l'extérieur : *décoction* de 15 à 30 gram. par kilo d'eau pour lotions , fomentations ; *poudre*, 1 à 5 gram. d'axonge pour onguent , pommades en frictions.

PROPRIÉTÉS SPÉCIFIQUES. La racine d'Aunée ou d'Aulnée est tonique , excitante , expectorante , emménagogue , diurétique , vermifuge. Elle est généralement employée dans l'atonie des organes digestifs , les catarrhes vésicaux et pulmonaires chroniques , l'asthme humide , la diarrhée séreuse, les flueurs blanches ; à l'extérieur : on l'emploie dans la gâle et les dartres, dans les engorgements glanduleux , les tumeurs , les ulcères anciens , etc.

L'Aunée est une plante indigène très précieuse , dont l'efficacité a été toujours constatée par les meilleurs médecins.

Balsamite. *Balsamita suaveolens* , balsamite odorante , grand baume, baume coq , coq des jardins , menthe coq , menthe Notre-Dame , grande tanaisie. Famille *Synanthérées* , *tribu des Corymbifères.*

Cette plante croît spontanément dans les lieux incultes , on la cultive dans les jardins. (Juillet , septembre.)

DESCRIPTION. Racine vivace , traçante , fibreuse , tiges dressées, très rameuses , blanchâtres et comme pulvérulentes , de 60 à 95 centimètres de hauteur , feuilles ovales , elliptiques , dentées, d'un vert pâle et pulvérulentes , les radicales à long pétiole , les caulinaires sessiles , fleurs jaunes formant une sorte de corymbe terminal : semences couronnées d'une petite membrane à peine sensible.

NOTIONS CHIMIQUES. La balsamite exhale , surtout quand on la presse entre les doigts , une odeur pénétrante , suave , sa saveur est chaude , aromatique et un peu amère.

PARTIES USITÉES : Les feuilles , les fleurs et les semences.

RÉCOLTE. Les fleurs se récoltent au mois d'août , et la plante en septembre et octobre. La dessiccation ne lui fait rien perdre de ses qualités.

PRÉPARATIONS ET DOSES. *Infusion* , à l'intérieur : 10 à 20 gram. pour 1 kilo d'eau ; *dose* : 100 à 200 gram ; *vin* : 8 à 25 gram. pour 500 gram. de bon vin blanc ; *décoction* : 10 à 20 gram. de feuilles et de semences pour 500 gram. comme vermifuge ; *huile* : feuilles et fleurs, 25 gram. pour 250 gram. de bonne huile d'olive généralement employée dans les plaies et contusions.

PROPRIÉTÉS SPÉCIFIQUES. La balsamite est excitante, détersive et antispasmodique. Elle s'emploie dans la débilité de l'estomac, les fièvres intermittentes et vermineuses, les coliques flatulentes, les suffocations nerveuses, la mélancolie, dans les plaies et les contusions.

Barbarée. *Erysimum barbarea*, barbarée officinale, herbe de Sainte-Barbe, cresson de terre, roquette des marais, herbe-aux-charpentiers. Famille *Crucifères*.

Plante bisannuelle que l'on trouve dans les bois, le long des ruisseaux, dans les terrains humides ; elle est cultivée dans les jardins (Mai-septembre)

DESCRIPTION. Tige droite de 30 centimètres de haut environ, glabre, cannelée, simple en bas, rameuse supérieurement ; feuilles sessiles, les inférieures grandes, pinnatifides, fleurs jaunes, petites, en grappes terminales ; fruit : siliques allongées, tétragones.

NOTIONS CHIMIQUES. Cette plante est inodore, d'une saveur analogue à celle du cresson, et paraît contenir les mêmes principes que ce dernier.

PARTIES USITÉES : Les feuilles et la semence.

RÉCOLTE. Elle se fait à l'état frais. L'ébullition et la dessiccation lui font perdre une grande partie de ses propriétés.

PRÉPARATIONS ET DOSES. La Barbarée se donne *en poudre* dans l'eau, ou mieux le vin blanc, à froid, de 3 à 6 gram. pour une dose de 125 à 250 gram.

PROPRIÉTÉS SPÉCIFIQUES. La Barbarée est excitante, antiputride et diurétique, elle s'emploie dans les engorgements des viscères abdominaux, l'hydropisie, l'inflammation de la vessie, les affections des reins et la gravelle.

Bardane. *Bardana seu Lappœ majoris radix*, bardane officinale, napolier, herbe-aux-teigneux, glouteron, dogue. — Famille *Synanthérées, tribu des Carduacées*.

Cette plante, commune dans presque tous les climats, croît le long des chemins, sur les terrains incultes, au voisinage des masures. (Juin-juillet-août.)

DESCRIPTION. Racine bisannuelle, grosse, longue, cylindrique, fusiforme, noirâtre en dehors, blanche en dedans, garnie de filaments çà et là. surtout vers le bas ; tige herbacée, dure, annuelle, striée, rameuse de 60 à 90 centimètres ; feuilles inférieures très amples, cordiformes, pétiolées, crénelées, vertes en dessus, légèrement cotonneuses en dessous, fleurs purpurines, solitaires et formant une panicule irrégulière, feuillée ; plusieurs semences solitaires, brunes, oblongues, anguleuses, couronnées d'une aigrette simple et courte.

NOTIONS CHIMIQUES. La racine inodore est d'une saveur douceâtre et un peu amère. Elle contient une grande quantité d'inuline, des sels à base de potasse, de l'extractif, de l'amidon. Les feuilles fournissent beaucoup de sous-carbonate de potasse, du nitrate de potasse et quelques autres sels.

PARTIES USITÉES : La racine, les feuilles, quelquefois les semences.

RÉCOLTE. On récolte la racine de Bardane de la première année, en octobre ; celle de la seconde année, au commencement du printemps. On peut la récolter en tout temps, quand on veut l'employer fraîche.

PRÉPARATIONS ET DOSES. A l'intérieur : Racine ou feuilles, 15 à 60 gram. par kilo. d'eau en *décoction* ou *infusion ; dose* : 200 gram., *sirop*, 10 gram., racine et feuilles, eau, 90 gram., sucre, 90 gram. ; dose de 15 à 25 gram. A l'extérieur : *feuilles*, en cataplasmes.; *décoction* pour lavements ; *suc des feuilles* en pommade pour frictions.

PROPRIÉTÉS SPÉCIFIQUES. La Bardane est sudorifique, diurétique et dépurative, on l'emploie dans le rhumatisme, la goutte, le catarrhe pulmonaire, les dartres squameuses et furfuracées, les affections syphilitiques, secondaires et tertiaires, dans la variole, la rougeole, la scarlatine, les engorgements du foie, de la rate et les hydroposies.

Les semences de Bardane, infusées dans du vin blanc, à la dose de 4 gram. pour 500 gram. de vin, sont diurétiques et recommandées par les meilleurs médecins.

Belle-de-nuit. *Mirabilis jalapa*, jalap à fleur pourpres, jalap aux belles fleurs, faux-jalap, jalap d'Europe, jalap indigène, merveille du Pérou, nyctage du Pérou, nyctage des jardins. Famille *Nyctaginées*.

Cette plante vivace est cultivée dans nos jardins et connue de
tout le monde. (Juin à octobre.)

DESCRIPTION. Racine grosse, allongée, d'un brun noirâtre en
dehors, blanche à l'intérieur ; tige de 60 centimètres environ ,
herbacée , géniculée , rameuse ; feuilles d'un beau vert, grandes ,
cordiformes , opposées , les inférieures pétiolées , les supérieures
et les florales sessiles ; fleurs rouges , jaunes , blanches ou mar-
brées, en bouquets axillaires et terminaux ; fruit dur, ovoïde, cinq
angles.

NOTIONS CHIMIQUES. La racine de Belle-de-Nuit , d'une odeur
nauséeuse, d'une saveur âcre, contient beaucoup de principes gommeux et résineux.

PARTIES USITÉES : La racine.

RÉCOLTE. Cette racine se récolte en automne.

PRÉPARATIONS ET DOSES. A l'intérieur , racine concassée en *décoction*, 4 à 8 gram. dans 150 gram. de bouillon de veau ou de
poulet. Racine en *poudre* , 2 à 4 gram., dans un verre d'eau ou
de tisane de chicorée.

PROPRIÉTÉS SPÉCIFIQUES. La racine de Belle-de-Nuit est purgative
et vermifuge ; elle s'emploie dans l'hydropisie , l'œdème , les
rhumatismes chroniques, plusieurs maladies de la peau et dans les
mauvais états des viscères abdominaux,

Benoîte. *Cariophyllata radix.* benoîte officinale , herbe de
St-Benoît , cariophyllée , herbe bénite , gariot , galiote , récise ,
racine de giroflée , sanicle de montagne ; famille *Rosacées.*

Plante vivace indigène, qui croît dans les bois et les lieux couverts , le long des haies et des chemins , dans les terrains frais.
(Juin , juillet, août).

DESCRIPTION. Racine horizontale , brune en dehors , blanche ou
rougeâtre en dedans, simplement fibreuse quand elle est jeune ,
mais formant par l'âge une sorte de moignon conoïde , qui devient gros et long comme le pouce, se recouvre d'écailles brunes,
minces , sèches et produit une grande quantité de chevelus fauves ;
tiges droites , rouges ou rougeâtres , à leur base , grêles , légèrement velues , rameuses , de la hauteur de 40 à 60 centimètres ;
feuilles d'un vert foncé, pubescentes, alternes, les radicales pétiolées , ailées , dont les folioles, au nombre de 5 à 11 , sont inégales , dentées ovales , la terminale plus large et trilobée ; les cau-
linères presque sessiles, à 3 folioles inégales , accompagnée de

2 stipules qui les rendent amplexicaules à leur base, devenant d'autant plus simples qu'elles se rapprochent davantage du sommet ; fleurs jaunes, petites, pédonculées, terminales ; graines terminées par une longue pointe crochue.

Notions chimiques. La racine de Benoîte a une odeur approchant celle du gérofle lorsqu'elle est fraîche et une saveur astringente, aromatique, un peu amère. Les principes actifs sont plus abondants et plus concentrés dans l'écorce de la racine.

Parties usitées : La racine.

Récolte. On recueille la racine de Benoîte en automne pour la conserver ; mais il vaut mieux l'employer fraîche et alors on peut la récolter en juin, juillet et août. Il faut choisir celle qui végète sur les montagnes, dans les terrains secs, sablonneux et bien exposés. Son odeur aromatique disparaît peu à peu et se perd après une année de conservation.

Préparations et doses. A l'intérieur : *Infusion* ou *décoction*, racine sèche, 30 à 60 gram. par kilo d'eau ; racine fraîche, 60 à 100 gram. par kilo d'eau ; *dose*, 100 à 200 gram. *Vin*, racine 10 gram., bon vin blanc 120 gram. ; *dose*, 30 à 80 gram. *Poudre*, 1 à 4 gram. comme tonique ; 10 à 20 gram. comme fébrifuge dans 90 gram. d'eau ou de vin.

Propriétés spécifiques. La racine de Benoîte est astringente, tonique et excitante, convient dans les diarrhées chroniques, la dyssenterie atonique, les hémorrhagies passives, les pertes seminales par relâchement ; dans la suppression des menstrues, les flueurs blanches, les flux muqueux, les fièvres intermittentes et la cachexie.

Plusieurs praticiens ont préconisé la Benoîte dans d'autres maladies, telles que les affections goutteuses et rhumatismales chroniques, la gastralgie, l'atonie de l'estomac, les engorgements chroniques des viscères abdominaux, le catarrhe pulmonaire chronique et la coqueluche.

Bétoine. *Betonica officinalis*, bétoine officinale, bétoine vulgaire pourpre, bétoine pourpre. Famille *Labiées*.

Cette plante vivace se trouve dans les bois, les lieux ombragés, les taillis, les prairies. (Juin-septembre.)

Description. Racine de la grosseur du petit doigt, coudée, fibreuse, chevelue, brunâtre ; tige de 30 à 60 centimètres, simple, droite, carrée, un peu velue ; feuilles opposées, ovales-oblongues, cordées à la base, à dentelures mousses, ridées, pubescentes ; fleurs purpurines, en verticilles très rapprochées, formant un épi terminal ; graines nues, brunes, ovoïdes, au fond du calice persistant, qui leur sert d'enveloppe.

Notions chimiques. Les racines ont une saveur amarescente et nauséeuse. Les feuilles, outre cette même saveur, ont un goût âpre et comme salé. Les fleurs sont peu odorantes.

Parties usitées : Les racines, les feuilles et les fleurs.

Récolte. On peut récolter la Bétoine en tout temps. Cependant, elle a plus d'énergie au moment où les fleurs commencent à s'entr'ouvrir.

Préparations et doses. A l'intérieur : *infusion* : 10 à 20 gram. feuilles et fleurs par kilo d'eau ; *dose* 80 à 150 gram. ; *sirop* 10 gram. feuilles et fleurs ; eau 100 gram., sucre 200 gram. ; *dose* 30 à 60 gram. ; *poudre*, racine 1 à 3 gram. dans du vin blanc. A l'extérieur : *poudre* de feuilles et de fleurs comme sternutatoire, une pincée, et en fumigation comme le tabac.

Propriétés spécifiques. La Bétoine est tonique, excitante et fébrifuge ; on l'emploie dans les fièvres tierces et intermittentes, les affections muqueuses et les catarrhes chroniques, dans les troubles du cerveau, les débilités d'estomac, les obstructions du foie et des viscères abdominaux.

Bistorte. *Polygonum bistorta*, renouée bistorte. Famille *Polygonacées*.

Cette plante vivace est commune dans les pâturages et les prés. On la cultive quelquefois dans les jardins. (Mai.)

Description. Racine, sorte de tige souterraine de la longueur du doigt, dure, fibro-tubéreuse, marquée d'intersections annulaires qui jettent çà et là des ramuscules déliés et nombreux ; contournée deux ou trois fois sur elle-même et torse ; de là le nom de *Bistorte* ; brunâtre en dehors, rougeâtre en dedans ; tige de 35 à 50 centimètres, herbacée, droite, cylindrique, noueuse, striée, fistuleuse, glabre ; feuilles alternes, ovales-lancéolées, les supérieures plus petites, sessiles, semi-amplexicaules ; les radicales portées par un long pétiole, formant une gaîne à sa partie inférieure ; fleurs roses, petites, disposées en épi terminal serré, cylindroïde, de la longueur de 5 centimètres environ, garni d'écailles luisantes, sétacées, pointues, situées entre les fleurs, qui sont très nombreuses ; graine nue, triangulaire, pointue, environnée par le calice persistant.

Notions chimiques. Cette racine, d'une saveur acerbe, styptique, contient une très grande quantité de tannin, de l'acide gallique, beaucoup d'amidon et de l'acide oxalique.

Parties usitées : La racine.

Récolte. La racine de Bistorte se récolte en décembre ; sa dessiccation n'exige rien de particulier.

Préparations et doses. A l'intérieur : *décoction* de 30 à 60 gram. par kilo d'eau; *dose* de 90 à 150 gram.; *poudre* 2 à 10 gram. dans 90 gram. de bon vin blanc ; *dose* de 30 à 60 gram. ; *suc* 20 à 30 gram. pris ou mêlé avec du vin blanc.

Propriétés spécifiques. La racine de Bistorte est un puissant astringent; à petites doses, elle agit seulement sur l'estomac, tandis qu'en quantité suffisante elle agit sur tous les appareils organiques. Elle réussit contre les flux muqueux, les hémorrhagies passives, les écoulements de l'urètre, les flueurs blanches, les diarrhées, la dyssenterie.

La décoction, ou mieux le vin de racine de Bistorte en gargarisme raffermit les gencives, déterge les aphtes, et peut être utile dans l'engorgement chronique des amygdales.

Botrys. *Chenopodium botrys*, ansérine-botrys, botride, herbe à printemps, piment. Famille *Chénopodiacées*.

Cette plante annuelle croît dans les lieux sablonneux, les terres incultes; on la cultive dans les jardins. (Juin-septembre.)

Description. Racine peu volumineuse, charnue, grisâtre à l'extérieur, blanche à l'intérieur, s'enfonçant perpendiculairement dans le sol en s'amincissant par degré, jetant quelques radicules déliées ; tige droite de 30 centimètres, ferme, rameuse, légèrement striée, visqueuse, velue ; feuilles alternes, oblongues, pétiolées, pubescentes comme la tige, et couvertes d'une matière visqueuse, sinuées, semi-pinnatifides, ayant quelque ressemblance avec celle du séneçon ; fleurs verdâtres, très petites, disposées en grappes axillaires très nombreuses et formant un épi terminal; fruit, graine lenticulaire, placée sur le réceptacle dans le calice, qui s'est refermé en devenant pentagone.

Notions chimiques. Le Botrys est remarquable par son odeur forte, balsamique, et sa saveur chaude, piquante et un peu amère. Son arum aproche beaucoup de celui du cyste ladanifère. Frappées des rayons du soleil, ses feuilles sécrètent abondamment le suc balsamique qui les rend visqueuses, brillantes, aromatiques.

Parties usitées : Les feuilles et les sommités.

Récolte. On doit faire sécher la plante entière avec ses fleurs ; elle est alors plus odorante et conserve ses principes résineux. Elle ne perd aucune de ses qualités par la dessiccation.

Préparations et doses. A l'intérieur : *Infusion* 15 à 30 gram. dans 1 kilo d'eau bouillante; *dose* 90 à 150 gram. *Sirop* 30 gram. pour 500 gram. d'eau, sucre 200 gram.; *dose* de 30 à 60 gram. *Vin*, 10 gram. pour 200 gram. de bon vin blanc ; *dose*, 60 à 120 gram.

Propriétés spécifiques. Cette plante est excitante, antispasmodique, expectorante. On l'emploie dans les catarrhes pulmonaires chroniques, l'asthme humide, l'atonie de l'estomac, les flueurs blanches et l'hystérie. L'efficacité du Botrys est souveraine dans les affections chroniques de la poitrine.

Bouillon blanc. *Verbascum thapsus;* molène, bonhomme, herbe de St-Fiacre, cierge de Notre-Dame, bouillon mâle, herbe à bonhomme, bouillon ailé. Famille *Scrofulariacées.*

Cette plante bis-annuelle croît abondamment dans les endroits pierreux, sur les bords des chemins, dans les décombres et les ruines. (Juillet, août.)

Description. Racine pivotante, dure et comme ligneuse, blanchâtre, jetant çà et là des ramuscules; tige de 80 centimètres à 2 mètres, droite, tormenteuse, cylindrique, couverte d'un duvet grisâtre, épais ; feuilles très grandes, ovales-oblongues, alternes, épaisses, courtement petiolées, les caulinaires peu ouvertes, sessiles à limbe décurrant sur la tige, les radicales étalées à terre ; fleurs jaunes disposées en un grand épi terminal très compacte; fruit capsulaire, biloculaire, bivalve à loges polyspermes, globuleux ou ovoïde, dépassant le calice, déhiscent ; graines très petites, oblongues, tuberculeuses, à périsperme épais, charnu.

Notions chimiques. Les fleurs de molène contiennent une huile volatile jaunâtre, une matière grasse, acide ayant quelque analogie avec l'acide oléique, des acides malique et phosphorique libres, du malate et du phosphate de chaux, de l'acétate de potasse, du sucre incristallisable, de la gomme, de la chlorophylle, un principe colorant jaune de nature résineuse et quelques sels minéraux.

Parties usitées : Les feuilles et les fleurs.

Récolte. Les fleurs de Bouillon-blanc doivent être cueillies aussitôt qu'elles sont épanouies et séchées le plus promptement possible, afin de les empêcher de brunir. La culture de cette plante demande une terre légère, chaude et un lieu sec sans ombre.

PRÉPARATIONS ET DOSES. A l'intérieur : *infusion* de 10 à 30 gram. par kilo d'eau ; *dose*, 90 à 200 gram. A l'extérieur : *decoction* de 30 à 60 gram. par kilo d'eau, pour lotions, fomentations, etc. ; *feuilles*, quantité suffisante pour cataplasme.

PROPRIÉTÉS SPÉCIFIQUES. Les feuilles et les fleurs de cette plante sont pectorales, antispasmodiques, émollientes. Elles conviennent dans les inflammations de l'estomac et des intestins ; les catarrhes pulmonaires, la toux, le crachement de sang, les affections de poitrine chroniques, dans la diarrhée, la dyssenterie, la difficulté d'uriner. En topique les feuilles sont utiles dans les inflammations externes.

Il est nécessaire de passer l'infusion de Bouillon blanc avant de la prendre, parce qu'il existe sur les fleurs de petits poils qui, s'arrêtant à la gorge, pourraient causer de l'irritation et provoquer la toux.

Bourrache. *Borrago officinalis*, bourrache officinale, bourrache à fleurs bleues, buglose à larges feuilles. Famille *Borraginées.*

La Bourrache, plante annuelle, croît naturellement dans les lieux cultivés et surtout dans les jardins où elle se propage avec une extrême facilité. (Mai, juin, juillet.)

DESCRIPTION. Racine de la grosseur du doigt environ, longue, tendre, blanche, pivotante, garnie de fibres ; tige de la hauteur de 30 à 70 centimètres, herbacée, droite, succulente, cylindrique, creuse, rameuse, supérieurement couverte de poils rudes et courts ; feuilles radicales couchées sur la terre, grandes, petiolées, ovales ; fleurs de couleur purpurine d'abord, puis passant au bleu foncé, loguement pédonculées, penchées, disposées en panicule terminale ; fruit consistant en quatre petites graines nues, noirâtres dans leur maturité, ridées, ovoïdes, osseuses, scrobiculeuses.

NOTIONS CHIMIQUES. La Bourrache a une odeur légèrement vineuse et d'une saveur herbacée et mucilagineuse. Elle contient une substance mucilagineuse, une matière azotée, de l'acétate et autres sels végétaux de potasse.

PARTIES USITÉES : Les feuilles et les fleurs.

RÉCOLTE. Les fleurs se récoltent vers le milieu de l'été ; après les avoir mondées on les met au séchoir où il faut les soigner. La plante entière se cueille pendant toute la belle saison.

PRÉPARATIONS ET DOSES. A l'intérieur : *Infusion* de fleurs de 20 à 60 gram. par kilo d'eau ; *dose* de 90 à 250 gram. *Décoction* des feuilles et jeunes tiges : même dose. *Suc* 50 à 100 gram. A l'extérieur : *décoction* de toute la plante, 50 à 100 gram. par kilo d'eau, pour fomentations, fumigations, etc.

PROPRIÉTÉS SPÉCIFIQUES. La Bourrache est employée comme émolliente, diurétique, sudorifique et stomachique dans les fièvres inflammatoires, bilieuses, muqueuses, le catarrhe pulmonaire, le rhumatisme aigu, les affections éruptives, telles que : la rougeole, la variole, la scarlatine, la miliaire.

La Bourrache diminue la plasticité du sang, tempère la chaleur fébrile et facilite le cours des urines.

Bourse-à-Pasteur. *Bursa pastoris major*, bourse à berger, boursette, tabouret, molette, molette à berger, capselle, moutarde sauvage, moutarde de Mithridate. Famille *Crucifères*.

La Bourse-à-Pasteur, plante annuelle, est très commune partout, sur le bord des chemins, dans les champs, les décombres et le long des haies. (Juin, juillet, août.)

DESCRIPTION. Racine pivotante, filiforme, blanche ; tiges solitaires ou nombreuses de 15 à 60 cntimètres, dressées, cylindriques, pubescentes en bas, simples ou rameuses ; feuilles d'un vert glauque, pubescentes, ciliées ; les radicales disposées en rosette, pinnatifides à lobes triangulaires ou linéaires ; les supérieures entières, sagittées, amplexiaules ; fleurs petites, blanches, régulières, s'allongeant à mesure que la floraison avance, disposées en corymbe terminal ; fruits secs, triangulaires, obcordés, comprimés perpendiculairement à la cloison, terminés par le style ; graines oblongues, comprimées, rougeâtres, nombreuses, sans périsperme.

NOTIONS CHIMIQUES. L'odeur de la Bourse-à-Pasteur est nulle, sa saveur rappelle faiblement celle des crucifères. Elle renferme un principe résineux amer.

PARTIES USITÉES : L'herbe.

RÉCOLTE. La Bourse-à-Pasteur doit être récoltée avant la floraison, et employée verte. La dessiccation lui fait perdre ses propriétés.

PRÉPARATIONS ET DOSES. A l'intérieur : *décoction*, 30 à 40 gram. par kilo d'eau ; *dose*, 90 à 200 gram. *Infusion*, herbe fraîche, 100 gram., eau bouillante 1 kilo, deux heures d'infusion ; *dose* 150 à 300 gram. *Vin*, herbe fraîche 180 gram. à macérer pendant

3

huit jours dans un litre de vin de Bordeaux, *passer avec expression et filtrer ; dose*, deux cueillerées d'heure en heure ; *sirop*, suc dépuré 20 gram., sucre blanc 50 gram. ; *dose*, 15 à 50 gram.

PROPRIÉTÉS SPÉCIFIQUES. La Bourse-à-Pasteur est un astringent souverain. Elle s'emploie dans les diarrhées, les dyssenteries, les hémorrhagies passives, le crachement de sang, l'hématurie et les menstruations trop abondantes.

Cette plante pilée s'emploie en topique sur les douleurs rhumatismales, les plaies récentes, tant pour arrêter l'hémorrhagie que pour prévenir l'inflammation.

Bruyère. *Eryca vulgaris*, Bruyère commune. Famille des *Erycacées*.

Cet arbrisseau croît abondamment dans les landes, dans les bois sablonneux, dans les terrains incultes et arides. (Juillet, août, septembre).

DESCRIPTION. Tiges tortueuses, rameuses, recouvertes d'une écorce dure et rougeâtre, formant des touffes étalées, diffuses ; feuilles très petites, sessiles, d'un vert tendre, rapprochées, à base sagittée ou bifide ; tout à fait appliquées sur les rameaux, fleurs petites, presque sessiles, d'un rouge vif, quelquefois blanches, en grappes simples et terminales.

NOTIONS CHIMIQUES. La Bruyère, d'une saveur astringente, un peu amère, contient une assez grande quantité de tannin et se rapproche beaucoup par ses principes actifs, de quelques plantes de la même famille, particulièrement de la busserole.

PARTIES USITÉES : Les feuilles et les fleurs ; quelquefois toute la plante.

RÉCOLTE. La Bruyère doit se cueillir à l'état frais ; la dessiccation lui enlève une grande partie de ses propriétés.

PRÉPARATIONS ET DOSES. *Décoction* des feuilles et des fleurs, de 30 à 40 gram. pour 1 kilo d'eau ; *dose* 120 à 200 gram. À l'extérieur : toute la plante pour bains, lotions et fomentations.

PROPRIÉTÉS SPÉCIFIQUES. La bruyère s'emploie comme diurétique et sudorifique dans les affections des voies urinaires, les catarrhes de la vessie, dans la gravelle, l'anasarque et les infiltrations séreuses.

Les bains de Bruyère relèvent le ton du système musculaire. On les emploie dans les rhumatismes, les paralysies et la goutte.

Bryone. *Briyonia alba*, couleuvrée, bryone officinale,

briona dioïque , navet galant , vigne blanche , racine vierge , colubrine , feu ardent , ipecacuanha indigène. Famille des *Cucubitacées.*

La Bryone, plante vivace, extrêmement commune dans presque tous les climats, croît principalement dans les haies, (Juin, juillet).

DESCRIPION. Racine pivotante , grosse et pouvant acquérir un volume plus considérable, charnue , couverte d'une écorce jaunâtre , épaisse et sillonnée transversalement; tiges grêles, grimpantes , de la longueur de 2 à 4 mètres , herbacées , munies de vrilles très longues, tournées en spirale et naissant avec les pétioles; feuilles alternes , petiolées, palmées, divisées en cinolobes anguleux , sinueux , rudes et hérissés de poils courts ; fleurs d'un blanc verdâtre , assez petites, en grappes sur un pédoncule assez long pour les mâles , plus court pour les femelles ; fruit, baie globuleuse , de la grosseur d'un pois , d'abord verte , devenant d'un rouge vif à l'époque de la maturité , contenant plusieurs graines.

NOTIONS CHIMIQUES. La saveur de la racine de la Bryone est amère et nauséabonde. Elle contient de la bryonine , une grande quantité de fécule , une petite quantité d'huile verte , concrète , un peu de résine , de l'albumine végétale , de la gomme , beaucoup de sous-malate de chaux, un peu de carbonate de chaux, un malate acide et des sels à base de chaux et de potasse.

PARTIES USITEES : La racine et quelquefois les jeunes pousses.

RÉCOLTE. La racine de Bryone étant vivace, peut être employée fraîche toute l'année; on peut la conserver dans du sable. Pour la faire sécher , on l'arrache en automne ou dans l'hiver.

PRÉPARATIONS ET DOSES. A l'intérieur : *décoction* de 15 à 30 gram. par kilo. d'eau; *dose* 90 à 150 gram.; *sirop* suc exprimé 20 gram. , sucre 80 gram. , *dose* 30 à 60 gram.; *vin* racine fraîche 12 gram. , bon vin blanc 200 gram. , *dose* 50 à 100 gram.; *suc* de 4 à 12 gram. dans 90 gram. de bouillon ou de tout autre véhicule ; à l'extérieur : *decoction* pour lotions , fomentations , lavements.

PROPRIÉTÉS SPÉCIFIQUES. La racine de Bryone, à dose modérée, est purgative, émèto-cathartique, diurétique , incisive, expectorante , vermifuge, résolutive et rubéfiante. On l'emploie dans les hydropisies . les obstructions du bas-ventre, l'épilepsie, les paralysies atoniques , les rhumatismes chroniques, les fièvres muqueuses et vermineuses, les fièvres intermittentes, les affections catarrhales aiguës ou chroniques, la coqueluche, la pneumonie bilieuse, la dyssenterie, la rougeole et la variole. _

Busserole. *Arbutus uva ursi*, arbousier traînant, bousserole, raisin d'ours, petit buis. Famille des *Erycacées*.

Cet arbuste se trouve dans les lieux montagneux, ombragés, pierreux et stériles; on le cultive dans les jardins. (Avril, mai.)

DESCRIPTION. Racine ligneuse ; tiges faibles, rampantes, rameuses, glabres, longues de 30 à 60 centimètres ; jeunes pousses rougeâtres et légèrement pubescentes; feuilles alternes, épaisses, rapprochées, entières, luisantes, d'un vert foncé en dessus, plus clair au-dessous, ovales-oblongues, un peu élargies vers le sommet, ordinairement émoussées et même parfois marquées d'une échancrure peu profonde, ressemblant à celle du buis; fleurs blanches, légèrement rosées en dessus; fruit, baie rouge, pisiforme, devenant rouge en mûrissant; graines olivaires très dures.

NOTIONS CHIMIQUES. Les feuilles sont d'une odeur nulle, ont une saveur amère et légèrement styptique. La Busserole contient de l'acide gallique, du tannin, de la résine, de l'apostène, de la gomme et sel soluble, de la chlorophylle, de la pectine, de l'extractif, du ligneux et de l'eau.

PARTIES USITÉES : Les feuilles, l'écorce et les baies.

RÉCOLTE. Les feuilles étant toujours vertes, peuvent être cueillies en toute saison. On doit choisir les plus jeunes; on les falsifie souvent avec celles de l'airelle ponctuée, quelquefois avec celles du buis.

PRÉPARATIONS ET DOSES. A l'intérieur : *infusion* ou *décoction* des feuilles 15 à 30 gram. par kilo d'eau ; *dose* 90 à 150 gram. ; *poudre* 2 à 8 gram. dans 60 à 150 gram. de vin blanc ; *dose* 30 à 90 gram.

PROPRIÉTÉS SPÉCIFIQUES. La Busserole est astringente et diurétique. On l'emploie dans la gravelle, le catarrhe chronique de la vessie, la colique néphrétique, les fleurs blanches, les affections du foie, la diarrhée chronique, les engorgements du bas-ventre, le catarrhe pulmonaire et les affections de poitrine.

Les meilleurs médecins recommandent l'emploi de la Busserole dans les cas précités, pour lesquels elle est toute souveraine.

Calament. *Calamintha vulgaris*. Famille *Labiées*.

Plante vivace qu'on rencontre sur les coteaux arides, dans les pâturages secs et montueux, les buissons. (Juillet à septembre).

DESCRIPYION. Racine, souche traçante ; tiges de 30 à 60 centimètres, dressées et pubescentes ; feuilles opposées, ovales, assez grandes, pétiolées, pubescentes, dentées, d'un vert foncé surtout en dessous ; fleurs violettes ou purpurines, pédoncules axillaires, formant des espèces de verticiles munis de petites bractées.

NOTIONS CHIMIQUES. Le Calament a une odeur aromatique et une saveur agréable.

PARTIES USITÉES : Les feuilles et les fleurs.

RÉCOLTE. Elle se fait en septembre et octobre. On doit préserver cette plante de l'humidité.

PRÉPARATIONS ET DOSES. *Infusion* 15 à 30 gram. pour 1 kilo d'eau ; *dose* 90 à 150 gram. ; *sirop* 15 à 30 gram., feuilles et fleurs, sucre 150 à 300 gram., eau 300 gram. ; *dose* 30 à 60 gram.

PROPRIÉTÉS SPÉCIFIQUES. Le Calament, comme toutes les labiées aromatiques, est tonique, excitant, antispasmodique ; il s'emploie avec avantage contre l'asthme, les catarrhes pulmonaires chroniques, la phthisie, parce qu'il incise la pituite grossière et visqueuse, et la rend propre à être expulsée.

Camomille romaine. *Anthemisnobilis*, camomille noble, camomille odorante. Famille des *Synanthérées*, tribu des *Corymbifères*.

Cette plante vivace, très commune dans les climats chauds et tempérés, croît dans les lieux secs, sablonneux, le long des grandes routes ; on la cultive dans les jardins. (Juillet-septembre.)

DESCRIPTION. Racine fibreuse, chevelue ; tiges de 30 à 35 centimètres, étalées presque couchées, rarement dressées, nombreuses, faibles, anguleuses, un peu rameuses, menues, jetant des racines qui forment de nouvelles plantes ; feuilles alternes, sessiles, composées de beaucoup de découpures linéaires, courtes, aiguës, vertes ; fleurs blanches, solitaires, longuement pédonculées ; fruit consistant en plusieurs semences oblongues, nues, sans aigrettes, situées sur le réceptacle commun et environnées par le calice persistant.

NOTIONS CHIMIQUES. Les fleurs de Camomille sont blanches, d'une odeur aromatique assez agréable et d'une saveur très amère, chaude et balsamique. Elles contiennent une huile essentielle d'une belle couleur bleu céleste, un principe gommo-résineux, du camphre et un peu de tannin.

PARTIES USITÉES : Les fleurs ; quelquefois l'herbe entière.

RÉCOLTE. La récolte doit ordinairement se faire sur place ; on ne doit pas choisir les fleurs les plus grandes , ni les plus blanches, mais les plus petites et les moins blanches. L'épanouissement des fleurs influe beaucoup sur leur blancheur. Cependant il vaut mieux les cueillir aux trois-quarts ouvertes en juin et juillet.

La Camomille à fleurs simples, récoltée dans les lieux arides, où elle croît spontanément , est préférable, sous le rapport des propriétés thérapeutiques, à celle que l'on obtient par la culture et dont les fleurs doublent.

Pour conserver les fleurs de Camomille il convient de les comprimer dans des petites boîtes *ad hoc ,* garnies intérieurement de papier bien collé , et de les placer dans un lieu sec , frais et obscur.

PRÉPARATIONS ET DOSES. *Infusion* fleurs 10 à 12 gram. par kilo d'eau ; *dose ,* 90 à 150 gram. ; 15 gram. pour 750 gram. d'eau comme fébrifuge ; *dose,* 60 à 150 gram. ; *poudre ,* 50 centigrammes comme stomachique, tonique, carminatif, 4 à 8 gram. dans 150 à 300 gram. de vin blanc comme fébrifuge ; *dose,* 30 à 60 gram ; *sirop,* fleurs fraîches 10 gram. ; sucre , 60 gram. eau 90 gram. ; *dose,* 30 à 60 gram. ; *huile essentielle,* 1 à 5 gouttes dans les crampes et atonie de l'estomac ; *huile fixe ou par digestion ,* 4 gram. sur 60 gram. d'huile d'olive chauffés pendant quelques heures au bain-marie; *dose,* 10 à 20 gram. comme vermifuge. A l'extérieur : *Infusion* plus ou moins concentrée en lotions , fomentations, cataplasmes, lavements. *Huile* essentielle, quantité voulue en frictions résolutives et antiseptiques ; *huile fixe ,* en liniment, frictions embrocations.

PROPRIÉTÉS SPÉCIFIQUES. Les fleurs de la camomille romaine sont toniques, stimulantes, fébrifuges, anthelmintiques, emménagogues, antispasmodiques.

Elles conviennent dans les langueurs d'estomac , les digestions difficiles, les coliques venteuses, l'hypocondrie , la diarrhée atonique , les fièvres muqueuses, putrides, continues ou intermittentes, l'hystérie , les pâles couleurs , les affections vermineuses.

La Camomille romaine est un des meilleurs fébrifuges indigènes.

Cardamine. *Cardamine pratensis ,* cresson des prés , cresson élégant, cresson sauvage , passerage sauvage. Famille des *Crucifères.*

La Cardamine, plante vivace, se trouve abondamment dans les prairies basses et humides, dans les marais, le long des fossés. (Avril, mai).

DESCRIPTION. Racine : souche à rhizôme presque horizontal, blanchâtre, dur, fibreux ; tige droite, herbacée, simple, cylindrique, glabre, de 20 à 25 centimètres de hauteur ; feuilles alternes, ailées, avec impaire ; les radicales composées de 5 à 9 folioles arrondies, subanguleuses ; et d'autant plus grandes qu'elles se rapprochent du sommet de la feuille ; les feuilles caulinaires à folioles plus nombreuses, étroites, lancéolées, et même linaires ; fleurs d'un blanc rosé ou lilas, disposées en corymbe ou en bouquet terminal, lâche ; fruit silique allongé, linéaire, comprimé, à 2 valves, qui s'ouvrent avec facilité en se roulant sur elles-mêmes de bas en haut, et divisées par une cloison en deux loges qui renferment des graines nombreuses et arrondies.

NOTIONS CHIMIQUES. La cardamine a une odeur très pénétrante; sa saveur est âcre, vive et un peu amère; elle contient une matière extractive, douce, noirâtre, de l'hydrochlorate et du sulfate de potassium, une huile volatile, de la chlorophyle, de l'albumine et de la fibre ligneuse.

PARTIES USITÉES : La plante et les sommités fleuries.

RÉCOLTE. Elle se fait à l'état frais. La dessiccation diminue les propriétés de cette plante.

PRÉPARATIONS ET DOSES. A l'intérieur : *décoction*, 30 à 60 gram. par kilo d'eau ; *dose*, 90 à 150 gram. ; *suc exprimé*, 30 à 100 gram. dans 125 à 200 gram de bouillon ou de tisane, *feuilles pulvérisées*, 1 à 4 gram. A l'extérieur : *suc délayé ou décoction* en gargarisme.

PROPRIÉTÉS SPÉCIFIQUES. La Cardamine s'emploie comme tonique carminative, détersive et antispasmodique dans la chorée, l'hystérie, l'asthme, la toux et la goutte.

En gargarisme, cette plante purifie et déterge les gencives et les aphstes de la bouche.

Carotte sauvage. *Docus pastinaca silvestris*, pastenade ou carotte sauvage. Famille des *Ombellifères*.

Cette plante se trouve partout, dans les prés, le long des chemins et dans les vignes (Août, septembre, octobre.)

DESCRIPTION. Racine grêle; tiges cannelées, velues, remplies de moëlle, rameuses, de 50 à 60 centimètres; feuillestrès découpées, velues en-dessous; fleurs en ombelle, celle du milieu ordinairement rouge-pâle, toutes les autres, blanches, tirant sur le violet; graines arrondies, cannelées, d'une odeur pénétrante.

NOTIONS CHIMIQUES. La carotte sauvage contient : outre la fibrine, un suc jaune dans lequel on trouve du sucre de canne cristallisable et du sucre incristallisable, un peu d'amidon, de l'extractif, du gluten, de l'albumine, une matière colorante cristallisable, appelée carotine, de l'huile volatile, de l'acide pectique et de l'acide malique ; enfin, une certaine quantité des sels qu'on rencontre ordinairement dans les racines.

PARTIES USITÉES : La racine, les fleurs et les semences.

RÉCOLTE. La carotte sauvage s'emploie à l'état frais ; la dessiccation lui enlève ses propriétés.

PRÉPARATIONS ET DOSES. A l'intérieur : *décoction* des racines 30 à 100 gram. par kilo d'eau ; *dose*, 150 à 250 gram. *Infusion*, fleurs, 30 à 50 gram. pour 1 kilo d'eau ; *dose*, 100 à 200 gram. *Décoction* des semences, 10 gram. pour 500 gram. d'eau ; *dose*, 60 à 120 gram. comme diurétique ; *sirop* fleurs 15 gram. sucre, 60 gram., eau, 125 gram ; *dose*, trois cuillerées par jour, dans les affections du cœur.

PROPRIÉTÉS SPÉCIFIQUES. La carotte sauvage est tonique, excitante, calminative, antispasmodique et diurétique. Elle s'emploie avec succès dans les catarrhes pulmonaires chroniques, la cardialgie, l'atonie et les crampes d'estomac, les obstructions du foie, la jaunisse, la débilité des viscères abdominaux, l'atonie du tube digestif, les affections des voies urinaires, le catarrhe chronique de la vessie et les hydropisies.

La carotte sauvage est délaissée de nos jours ; cependant son efficacité est toute souveraine dans les cas précités. Nous conseillons son usage, convaincus que ses propriétés peuvent rendre de grands services pour la conservation de la santé.

Cataire. *Nepeta cataria*, herbe-aux-chats, châtaire, menthe de chat. Famille des *Labiées*.

Plante vivace, que l'on trouve sur le bord des chemins, le long des haies, dans les terrains pierreux. (Juillet-septembre.)

DESCRIPTION. Racine ligneuse, se divisant en nombreuses ramifications ; tige droite, quadrangulaire, rameuse, pubescente, d'un vert glauque, de 60 à 80 centimètres de hauteur ; feuilles opposées, pétiolées, ovales-cordiformes, dentées en scie, blanchâtres en dessous ; fleurs blanches ou purpurines, ponctuées de rouge, courtement pédonculées, disposées en verticilles terminaux ; fruit consistant en quatre graines nues, onoïdes, lisses, au fond du calice qui leur sert d'enveloppe.

Notions chimiques. Comme la plupart des autres labiées, la Cataire a une odeur aromatique, une saveur chaude et piquante, elle contient de l'huile volatile et un principe amer.

Parties usitées : Les sommités fleuries.

Récolte. On peut la récolter pendant tout l'été.

Préparations et doses. A l'intérieur : *Infusion*, 20 à 30 gram. par kilo d'eau ; *dose*, 90 à 150 gram. *Infusion*, 15 à 30 gram. par kilo de vin ; *dose* 60 à 100 gram. A l'extérieur : fumigations, fomentations, lotions, pédiluves, demi-bains, injections, lavements, masticatoire.

Propriétés spécifiques. La cataire est tonique, excitante et stomachique. Elle s'emploie dans les affections spasmodiques, l'hystérie, la chlorose, les catarrhes chroniques, la gastralgie, les flatuosités, les toux opiniâtres, la jaunisse, la débilité de l'estomac, les inflammations et irritations de l'utérus.

Les feuilles en masticatoire sont souveraines dans les névralgies dentaires, il en résulte aussitôt une secrétion très-abondante de la salive, à la suite de laquelle les douleurs de dents disparaissent souvent très rapidement.

Centaurée (petite). *Erythræa centaurium*, petite centaurée, herbe-au-centaure, gentiane centaurée, centaurelle, chironée, herbe à chiron, fiel de terre, herbe à la fièvre. Famille des *Gentianacées*.

Cette petite plante annuelle est assez commune dans les bois, les prairies, les terres sablonneuses. (Juin-Septembre.)

Description. Racine blanchâtre, ligneuse ; tige grêle, de 30 centimètres environ ; feuilles opposées, lancéolées, sessiles, ovales-aiguës, les radicales disposées en rosette ; fleurs roses, petites, disposées en corymbe au sommet des ramifications ; fruit, capsule allongée, enveloppée par le calice et la corolle qui persiste, semences très-fines.

Notions chimiques. Les sommités fleuries de la petite Centaurée jouissent d'une amertume très intense, et contiennent un acide libre, une matière muqueuse, une substance extractive amère et quelques sels.

PARTIES USITÉES : Les sommités fleuries.

RÉCOLTE. Cette plante se récolte en juillet et août, époque de sa plus grande vigueur florale. Sa dessiccation doit s'opérer rapidement. Il faut l'envelopper dans des cornets de papier, afin de conserver la couleur et les propriétés de ses fleurs.

PRÉPARATIONS ET DOSES. À l'intérieur : *infusion* 10 à 30 gram. par kilo d'eau ; *dose* 100 à 200 gram. ; *sirop* 10 gram. , sucre 500 gram. , eau 250 gram ; *dose* 30 à 90 gram. ; *vin* 60 gram. en poudre pour 1 litre de vin blanc ; *dose* 100 à 200 gram. ; à l'extérieur : *décoction* en lotions , fomentations , lavements.

PROPRIÉTÉS SPÉCIFIQUES. La petite Centaurée est tonique , stomachique , fébrifuge , vermifuge. Elle s'emploie dans les fièvres quotidiennes, intermittentes, tierces , quartes , dans les obstructions du foie , l'atonie de l'estomac et des intestins , et les affections vermineuses ; elle convient aussi dans la convalescence des fièvres muqueuses et typhoïdes , presque toujours accompagnées de la langueur du canal alimentaire , dans la goutte atonique et les diarrhées rebelles.

En cataplasmes , la petite Centaurée est employée avec succès dans les ulcères atoniques, scrofuleux ou scorbutiques ; en lavements , contre les ascarides vermiculaires.

Chardon-Bénit. *Centaurea benedicta* , centaurée bénite , centaurée sudorifique. Famille des *Synanthérées* , tribu des *Carduacées*.

Cette plante croît dans les lieux incultes , le long des chemins, au milieu des ruines ; on la cultive dans les jardins. (Juin, juillet.)

DESCRIPTION. Racine blanche , rameuse, fibrée ; tige herbacée , rameuse , cannelée, lanugineuse , rougeâtre, de 30 à 40 centimètres de hauteur ; feuilles alternes profondément dentées , avec une petite épine à chaque dentelure, poilues, les supérieures plus petites et serrées , formant une sorte d'involucre extérieur; fleurs grandes , en capitule terminal et solitaire, renfermant 20 à 25 fleurons jaunes , à involucre conique composé d'écailles terminées par une épine pinnatifide ; semences longues , cannelées, à aigrettes sessiles, glabres.

NOTIONS CHIMIQUES. Douée d'une amertume très prononcée mais non persistante, cette plante contient du malate acide de chaux , une matière grasse verte , formée d'huile fixe et de chlorophylle, de l'huile volatile , un principe amer particulier , une substance résineuse, du nitrate de potasse, du sucre liquide, de la gomme et de l'albumine, plusieurs sels minéraux et quelques oxides, des traces de soufre.

PARTIES USITÉES : Les feuilles, les fleurs et quelquefois les semences.

RÉCOLTE. Elle se fait en juin, avant l'entier épanouissement des fleurs. Alors la plante contient un suc rougeâtre et actif. On rassemble les feuilles et les sommités fleuries, on en fait des paquets minces que l'on fait promptement sécher au soleil ou à l'étuve.

PRÉPARATIONS ET DOSES. A l'intérieur : *infusion* ou *décoction* 15 à 60 gram. par kilo d'eau ; *dose* 100 à 200 gram ; *suc* exprimé 30 à 100 gram. ; *infusion vineuse* 30 à 50 gram. par kilo de vin ; *dose* 100 à 200 gram. ; *semences* en poudre 2 à 4 gram. en émulsion. A l'extérieur : *infusion* ou *décoction* des feuilles, en fomentations, lotions ; *poudre* en topique dans les ulcères chancreux.

PROPRIÉTÉS SPÉCIFIQUES. Le Chardon-Bénit est tonique, fébrifuge, sudorifique, diurétique, vermifuge. Il convient dans les catarrhes pulmonaires fixes, la débilité de l'estomac et des voies digestives, l'obstruction du foie, la jaunisse, l'atonie générale, les fièvres intermittentes, les fièvres éruptives avec atonie, dans les ulcères anciens et chancreux.

Les propriétés du Chardon-Bénit sont généralement constatées par les meilleurs médecins. Cette plante mérite l'attention de tous les praticiens.

Chêne. *Quercus robur*, chêne rouvre, chêne mâle, rouvre, quesne, roi des forêts. Famille des *Amentacées*.

Cet arbre, qui croît ordinairement dans nos forêts, est assez connu pour n'avoir pas besoin de description.

NOTIONS CHIMIQUES. L'écorce du Chêne, d'une odeur fade, a un goût âcre et très astringent ; elle contient une grande quantité de tannin et d'acide gallique, du sucre incristallisable, de la pectine, du tannate de chaux, du tannate de magnésie, du tannate de potasse. Les *glands* renferment de la fécule en grande quantité, de l'huile grasse, de la résine, de la gomme, du tannin, de l'extractif amer, de l'amidon, du ligneux, des sels de potasse, de la chaux, de l'alumine.

Le tannin, ou acide tannique de chêne, est l'astringent le plus énergique que possède la matière médicale. Le tannin de chêne a une saveur fort astringente et même nauséabonde.

PARTIES USITÉES : L'écorce , les fruits et les feuilles.

RÉCOLTE. Il faut prendre l'écorce de chêne pour l'usage médical sur des branches de trois ou quatre ans, un peu avant la floraison, qui a lieu en avril-mai. Les feuilles se récoltent pendant l'été, et les glands dans l'automne.

PRÉPARATIONS ET DOSES. A l'intérieur : *infusion* des feuilles 15 à 30 gram. pour 1 kilo d'eau ; *dose* 100 à 200 gram.; *décoction* de l'écorce 5 à 10 gram. pour 500 gram. d'eau ; *dose* 100 à 200 gram. ; *décoction* de glands torréfiés 20 à 40 gram. pour 500 gram. d'eau ; *dose* 90 à 150 gram. ; *dissolution* tannin 3 gram. dans 100 gram. de tisane ; *dose* une cueillerée de trois en trois heures. A l'extérieur : *décoction* 30 à 60 gram. par kilo d'eau, pour lotions, fomentations, gargarismes, injections ; *vin* 60 à 80 gram. par kilo de vin, en fomentations, injections ; *pommade astringente*, axonge 20 gram., tannin 3 à 5 gram., pour coupures fissures, plaies et ulcères.

PROPRIÉTÉS SPÉCIFIQUES. L'écorce de chêne est astringente , tonique , fébrifuge, détersive et antisyphilitique. Elle s'emploie dans les hémorrhagies utérines, les flueurs blanches , l'incontinence d'urine, les diarrhées , les dyssenteries chroniques , les flux muqueux atoniques et les fièvres intermittentes , le relâchement de l'utérus , la chute de l'anus, les écoulements de l'urètre ; les ulcères putrides, gangréneux, vénériens. L'écorce de chêne doit être administrée à l'intérieur avec précaution, car, à trop haute dose, ou trop longtemps continuée , elle fatigue l'estomac et produit la cardialgie , ou crispations d'estomac.

En gargarismes, elle s'emploie dans le relâchement de la luette et de l'arrière-bouche , le relâchemet des gencives.

Les bains de tan sont très utiles dans les affections scrofuleuses, les engorgements glanduleux , les dartres et les ulcères scrofuleux, les varices , les ecchymoses , et dans beaucoup de maladies chroniques de la peau.

La décoction vineuse de tan est employée avec avantage en fomentations dans les engorgements lymphatiques, le gonflement articulaire, suite d'entorse et de luxation.

Chicorée sauvage. *Chicorium intybus.* Famille des *Sinanthérées , tribu des Chicoracées.*

La Chicorée, plante très commune, se rencontre le long des chemins et dans les lieux incultes. On la cultive dans les jardins. (Août-Septembre.)

DESCRIPTION. Racine longue, fusiforme, remplie d'un suc laiteux; tiges droites, un peu rameuses, glabres; striées; feuilles un peu velues, plus souvent glabres, alternes, sessiles, allongées, profondément découpées à la base de la plante, devenant plus petites à mesure qu'elles approchent du sommet des tiges, où elles prennent un aspect cordiforme; fleurs sessiles, d'un beau bleu, quelquefois blanches ou rougeâtres, surtout quand elles sont à l'état de bouton, très souvent réunies deux ensemble, le long des rameaux et des tiges. Semences petites, anguleuses, surmontées d'un petit rebord à cinq dents.

NOTIONS CHIMIQUES. La racine de chicorée est remplie d'un suc laiteux très amer. Les feuilles contiennent de l'extractif, de la chlorophylle, une matière sucrée, de l'albumine, des sels, et entre autres du nitrate de potasse.

PARTIES USITÉES : La racine et les feuilles.

RÉCOLTE. La racine étant vivace, se récolte en tout temps, pour l'employer à l'état frais, en septembre pour la conserver. Les feuilles fraîches sont employées de préférence. Quand on veut les conserver, il faut les récolter en pleine maturité, car lorsqu'elles sont jeunes, elles sont moins amères et moins énergiques.

PRÉPARATIONS ET DOSES. A l'intérieur : *Infusion* ou *décoction* des feuilles, 8 à 15 gram. par kilo d'eau; *dose*, 100 à 200 gram.; *Infusion* ou *décoction* des racines, 15 à 60 gram. par kilo d'eau; *dose*, 100 à 200 gram. ; *sirop*, 10 gram. sucre, 200 gram. eau, 125 gram. ; *dose*, 60 à 100 gram.

PROPRIÉTÉS SPÉCIFIQUES. Les racines, les feuilles de chicorée sont toniques, apéritives, laxatives, fébrifuges. On les emploie dans l'atonie des voies digestives, l'ictère, les engorgements viscéraux, les fièvres intermittentes vernales, dans le déclin des fièvres muqueuses, contre quelques affections de la peau chroniques.

Chiendent. *Triticum repens*, froment rampant; laitue de chien, vagon, sainte-neige. Famille des *Graminées*.

Plante vivace très répandue dans les champs et les jardins. (Août-Septembre.)

DESCRIPTION. Racine : tige souterraine, consistant en des jets traçants très longs, cylindriques à l'état frais, grêles, noueux, devenant anguleux et presque carrés par la dessiccation; jaune pâle et luisant à l'extérieur, blanche à l'intérieur, tiges grêles, droites, noueuses, hautes de 60 centimètres et plus ; feuilles molles, planes, légèrement velues à leur face supérieure, terminées en pointe aiguë, d'un vert clair ; fleurs en épi droit, grêle, terminal, long de 8 à 10 centimètres, semences solitaires, un peu étroites, allongées, traversées à une de leurs faces par un sillon longitudinal.

NOTIONS CHIMIQUES. Le Chiendent ordinaire est inodore ; sa saveur est à la fois douce, farineuse, un peu sucrée et légèrement styptique. Il contient une grande quantité de sucre, du mucilage, de la fécule, une matière extractive ayant une saveur aromatique analogue à celle de la vanille.

PARTIES USITÉES : Les tiges traçantes.

RÉCOLTE. On récolte le Chiendent en septembre. Il s'emploie préférablement à l'état frais. Pour le conserver, on doit le placer dans un lieu tempéré.

PRÉPARATIONS ET DOSES. A l'intérieur : *décoction*, 15 à 30 gram. par kilo d'eau ; *dose*, 100 à 200 gram.

PROPRIÉTÉS SPÉCIFIQUES. Le Chiendent est émollient, rafraîchissant, diurétique, antiphlogistique. On l'emploie dans les maladies aiguës, telles que les fièvres inflammatoires bilieuses, les irritations des intestins et de l'estomac, les phlegmasies des voies urinaires, les coliques hépatiques et néphrétiques, les engorgements du foie, la jaunisse. La décoction concentrée de chiendent est souveraine dans l'obstruction des viscères abdominaux et le catarrhe de la vessie.

Clématite des haies. *Clematis vitalba*, herbe-aux-gueux, Clématite brûlante, vigne blanche, vigne de Salomon, viorne, berceau de la Vierge, aubervigne, cranquillier. Famille des *Renonculacées*.

Cette plante croît dans toutes les haies. (Juillet-Août)

DESCRIPTION. Racine grosse, fibreuse, rougeâtre, tige sarmenteuse, s'entrelaçant avec les plantes voisines, s'étendant en longs festons et retombant en guirlandes ; rameaux nombreux, rudes, anguleux, quelquefois longs de deux mètres, feuilles de formes variables, opposées, pétiolées, toutes ailées, cordiformes, presque ovales, aiguës à leur sommet, vertes, glabres à leurs deux faces, à grosses dentelures, presque lobées, quelquefois entières ; fleurs d'un blanc un peu cendré, disposées en panicule à l'extrémité des rameaux ; fruits nombreux, touffus et offrant l'aspect de plumets blancs, soyeux et abondants.

NOTIONS CHIMIQUES. La Clématite a une saveur astringente, légèrement acide et âcre. Elle contient une huile essentielle jaunâtre, d'une saveur brûlante.

PARTIES USITÉES : Les feuilles, les fleurs, l'écorce.

RÉCOLTE. Elle doit être faite avant la floraison, bien que les fleurs soient aussi très actives. La dessiccation diminue considérablement l'âcreté de cette plante.

PRÉPARATIONS ET DOSES. A l'intérieur : *Infusion*, 5 à 12 gram. par 500 gram. d'eau ; *dose*, 90 à 150 gram., *poudre*, 5 à 15 centigrammes en potion, comme purgatif. A l'extérieur : *huile*, feuilles et fleurs, 15 à 30 gram. pour 250 gram. d'huile d'olive; *topique*, feuilles pilées comme vésicatoire.

PROPRIÉTÉS SPÉCIFIQUES. La Clématite est diaphorétique, antipsorique, détersive, purgative et diurétique. Elle s'emploie dans les maladies vénériennes secondaires et tertiaires. l'hydropisie, les scrofules; dans la gale, les ulcères sordides, atoniques et scrofuleux et la goutte.

La Clématite a un effet très prompt pour la vésication; elle offre de grands avantages, surtout aux gens de la campagne.

Cochléaria. *Cochlearia officinalis*, herbe aux-cuillers, raifort officinal, cranson officinal, herbe-au-scorbut. — Famille des *Crucifères*.

Cette plante croît spontanément dans les lieux humides, au bord de la mer, sur les hautes montagnes. On la cultive dans les jardins. (Mai-Juillet.)

DESCRIPTION. Racines allongées, blanchâtres, un peu épaisses, garnies de fibres nombreuses, capillaires ; tiges faibles, inclinées, cylindriques, vertes et glabres; feuilles radicales, longuement pétiolées, nombreuses, arrondies, épaisses ; celles de la tige plus petites, un peu anguleuses, les supérieures sessiles, amplexicaules, ovales, pourvues à chaque bord d'une languette aiguë; fleurs blanches, petites, disposées en bouquets ou en grappes à l'extrémité des rameaux ; fruit : petite silique courte, un peu globuleuse, ordinairement entière à son sommet.

NOTIONS CHIMIQUES. Le Cochléaria est inodore; écrasé il a une odeur très pénétrante. Sa saveur est âcre, vive et un peu amère. Il renferme un principe volatil âcre, de nature huileuse, qui paraît contenir du soufre ; on y trouve aussi de la fécule, de l'albumine et une certaine quantité d'iode, une matière extractive douce, noirâtre, de l'hydrochlorate et du sulfate de potassium, une huile volatile, de la chlorophylle, de l'albumine et de la fibre ligneuse.

PARTIES USITÉES : L'herbe, les sommités fleuries, la semence.

RÉCOLTE. Cette plante doit être cueillie pendant sa fleuraison, en mai, juin, juillet, et employée immédiatement, c'est-à-dire à l'état frais. Elle perd toutes ses propriétés par la dessiccation.

PRÉPARATIONS ET DOSES. A l'intérieur : *infusion*, de 20 à 50 gram. par kilo d'eau, de lait, de petit-lait, de bouillon et de bière ; *dose*, 100 à 200 gram. ; *suc exprimé*, de 30 à 200 gram. en potion, dans la journée. *Sirop*, 10 gram., sommités fleuries, sucre 30 gram., eau 30 à 50 gram.; *dose*, 30 gram. *Vin, infusion* de 20 à 50 gram. par kilo de vin blanc ; *dose*, 100 à 200 gram. A l'extérieur : *infusion*, quantité suffisante, en lotions, fomentations, injections.

PROPRIÉTÉS SPÉCIFIQUES. Le Cochléaria est excitant, tonique, antiscorbutique, dépuratif, détersif et diurétique. On le donne contre le scorbut, l'œdème du poumon, la toux avec expectoration, l'asthme, le catarrhe chronique, la cachexie, la leucorrhée, la paralysie, l'hydropisie, les scrofules, les engorgements atoniques des viscères et certaines maladies cutanées chroniques; dans les madies calculeuses, dans les fièvres quartes, le rhumatisme chronique vague. Le suc de cochléaria réussit sur les ulcères scorbutiques et atoniques. Etendu dans l'eau, il convient en gargarismes pour déterger et raffermir les gencives scorbutiques.

Concombre sauvage. *Momordica elaterium*, momordique élastique, momordique piquante, momordique purgative, élatérion, concombre d'âne, gôlante. Famille des *Cucurbitacées*.

Cette plante vivace croît spontanément dans les lieux stériles et pierreux ; on la cultive dans les jardins. (Juin, juillet).

DESCRIPTION. Racine épaisse, longue d'environ 30 centimètres, fibreuse, charnue, blanche; tiges tendres, succulentes, hispides, couchées sur terre, sans vrilles, bractées subulées; feuilles cordiformes; anguleuses, crépues, rudes au toucher; fleurs mâles et fleurs femelles sur le même pied; jaunâtres, veinées de vert; fleurs femelles; pistil trifide; fruit : petite pomme ovale, de la grosseur d'une noix verte, hispide, se détachant au moindre contact et lançant avec force ses graines aplaties et luisantes.

Notions chimiques. Le Concombre sauvage a une saveur amère très désagréable. Le suc qu'on obtient des fruits, substance extrêmement amère et âcre, contient un principe actif qu'on appelle élatérine, une matière amylacée, de l'extractif non purgatif, de l'albumine végétale et quelques sels.

Parties usitées : Le suc des fruits et la racine.

Récolte. Les fruits se récoltent en automne, un peu avant leur maturité, et la racine à la même époque ou au printemps.

Préparations et doses. A l'intérieur, *suc des fruits*, 50 centigram. à 1 gram. dans 60 à 100 gram. d'infusion de mauves ; *dose*, 30 à 60 gram. à l'extérieur : pulpe de la racine en cataplasmes ; extrait du fruit en lavement, en friction sur l'abdomen.

Propriétés spécifiques. Le Concombre sauvage est drastique, stimulant, détersif et purgatif. Il convient dans les hydropisies passives, les engorgements atoniques des viscères, les affections comateuses, la leucorrhée, l'aménorrhée, les maladies cutanées chroniques, les affections vermineuses, les collections séreuses de la tête, pris par les narines ; dans les affections scrofuleuses, les paralysies, les affections vermineuses, pris en lavement.

Consoude. *Symphytum officinale*, consoude officinale, oreille d'âne, langue de vache, herbe aux charpentiers. Famille des *Borraginées*.

Cette plante, très commune, se trouve dans les prés, sur les bords des ruisseaux. (Mai, juin).

Description. Racine épaisse, à peine rameuse, d'un brun noirâtre extérieurement, blanche et visqueuse à l'intérieur, fibreuse, allongée, tiges de 40 à 70 centimètres, très rameuses, un peu anguleuses, hérissées de poils rudes, légèrement membraneuses sur leurs angles ; feuilles alternes, décurrentes, assez grandes, entières, ovales, lancéolées, aiguës; les inférieures plus grandes, petiolées ; [les supérieures presque sessiles, plus étroites, d'un vert foncé, rudes au toucher; fleurs disposées en un épi terminal, court, lâche, pédonculé, recourbé vers le sommet ; toutes pendantes et dirigées ordinairement du même côté, les unes purpurines ou rougeâtres, les autres d'un blanc jaunâtre; fruit composé de quatre semences nues, luisantes, aiguës, placées au fond du calice.

Notions chimiques. D'une saveur fade, légèrement astringente, cette racine contient beaucoup de mucilage visqueux, et de l'acide gallique en grande quantité.   4

PARTIES USITÉES : La racine.

RÉCOLTE. On peut se procurer la racine de grande consoude en tout temps pour l'employer fraîche, ce qui est préférable. Pour sa dessiccation et sa conservation, on la coupe par tranches longitudinales.

PRÉPARATIONS ET DOSES. A l'intérieur : *décoction*, de 15 à 30 gram. par kilo d'eau ; *dose*, de 100 à 200 gram. ; *sirop*, racine 10 gram., eau 60 gram., sucre 150 gram.; *dose*, 60 à 120 gram.

PROPRIÉTÉS SPÉCIFIQUES. La Consoude est mucilagineuse, adoucissante, émolliente, béchique et astringente. On l'emploie dans le crachement de sang, l'hématurie, les hémorrhagies utérines, la diarrhée, la dyssenterie.

La racine de grande Consoude est d'une grande utilité contre les gerçures du sein chez les nourrices. On creuse cette racine fraîche en lui donnant la forme d'un dé à coudre, et l'on introduit le mamelon dans la cavité. Ce moyen vaut mieux que toutes les compositions pharmaceutiques proposées pour remédier aux gerçures du mamelon. La *décoction* de cette racine ne doit pas être faite dans des vases de *fer*, à cause de l'action de l'*acide gallique* sur ce métal.

Coquelicot. *Papaver rheas*, pavot coquelicot, pavot des champs, pavot rouge, ponceau, mahon. Famille des *Papavéracées*.

Le Coquelicot croît spontanément et se trouve surtout dans les champs de blé où il est nuisible. (Mai, juillet).

DESCRIPTION. Racines grêles, presque simples, blanchâtres, un peu fibreuses ; tiges droites, rameuses, hautes de 40 à 50 centimètres, légèrement pileuses, rudes au toucher ; feuilles alternes, presque ailées, découpées en lanières assez longues, velues, aiguës, dentées ou pinnatifides; fleurs grandes, terminales, longuement pédonculées. Fruit : capsule glabre, ovale, globuleuse, renfermant de petites semences réniformes très nombreuses.

NOTIONS CHIMIQUES. Les fleurs fraîches exhalent une odeur vireuse analogue à celle de l'opium ; leur saveur est mucilagineuse et un peu amère. Le coquelicot contient un suc laiteux gommo-résineux, qui, par son odeur et sa saveur, a une très grande analogie avec l'opium.

Les pétales de Coquelicot fournissent à l'analyse un principe colorant rouge, une matière astringente, de l'oxide de fer et de manganèse, une résine molle, de l'acide gallique et malique, de l'acide sulfurique et hydrochlorique , de la cérine , de la cire , de la gomme , de la potasse , de la chaux , de la fibrine

PARTIES USITÉES : Les pétales et les capsules.

RÉCOLTE. La récolte des pétales se fait pendant tout le temps que dure la floraison. On les fait sécher immédiatement après en les étendant , sans les froisser , sur du papier , et on les met à l'étuve. On doit les conserver dans des vases clos et à l'abri de l'humidité , qui les fait moisir.

PRÉPARATIONS ET DOSES. A l'intérieur : *Infusion* 3 à 4 pincées par kilo d'eau ; *dose* 90 à 150 gram ; *sirop* , pétales et capsules 10 gram. , eau 90 gram. , sucre 150 gram. ; *dose* 10 à 20 gram.

PROPRIÉTÉS SPÉCIFIQUES. Le Coquelicot est calmant , légèrement narcotique et sudorifique ; il convient dans le catarrhe pulmonaire , les fièvres éruptives , la variole , la rougeole , la scarlatine , dans les tranchées des enfants , la coqueluche et les affections de poitrine.

Dictame. *Dictamus creticum.* Famille *Labiées.*

Cette plante vivace croît spontanément dans les terrains secs , pierreux , on la cultive dans les jardins. (Juin-Juillet.)

DESCRIPTION. Racines grêles , d'un blanc grisâtre , composées de fibres nombreuses , filiformes , ramifiées , tige velue , rameuses de 30 centimètres environ ; feuilles opposées , courtement pétiolées en bas , sessiles en haut , arrondies ou un peu ovales en cœur , épaisses , entières , blanches , cassantes , parsemées de petites vésicules noirâtres et toujours vertes ; fleurs purpurines en épis terminaux un peu pendants et touffus , quadrangulaires , ayant des bractées purpurines , larges , ovales , glabres ; fruit : 4 semences ovales , renfermées dans le fond du calice.

NOTIONS CHIMIQUES. La Dictame est d'une odeur fragante , d'une saveur chaude , aromatique et amère. On en retire par la distillation une petite quantité d'huile volatile d'un jaune rougeâtre et d'un goût âcre-aromatique.

PARTIES USITÉES : Les feuilles et les sommités.

RÉCOLTE. Le dictame se récolte en juillet et août ; après la dessiccation on doit le conserver dans des boîtes bien closes , afin qu'il ne perde ni son odeur ni sa vertu.

PRÉPARATIONS ET DOSES. A l'intérieur : *Infusion* , 4 à 15 gram. pour 500 gram. d'eau bouillante à vase clos ; *dose* , 60 à 120 gram. *poudre* , 5 à 10 gram. dans 100 à 200 gram. de vin blanc. — 3 jours d'infusion ; *dose* , 60 à 100 gram.

Propriétés spécifiques. Le Dictame est stimulant, tonique, apéritif et antispasmodique. Il convient dans l'atonie des voies digestives, la gastralgie, l'aménorrhée asthénique, l'hystérie, l'inertie de l'utérus, et la suppression des menstrues.

A l'extérieur : le Dictame s'emploie en cataplasmes sur les plaies, les ulcères et les contusions, comme un puissant résolutif.

Digitale. *Digitalis purpurea*, gant de Notre-Dame, dé de Notre-Dame, grande digitale, gantelet, gandio. Famille des *Scrophulariacées*.

Cette plante bisannuelle croît spontanément dans les bois, les forêts, les terrains secs, sablonneux et élevés ; on la cultive dans les jardins. (Juin-Août.)

Description. Racines fibreuses, tige droite, herbacée, simple, velue, cylindrique, de 60 à 80 centimètres, feuilles grandes, ovales, vertes et un peu ridées en dessus, blanchâtres et cotonneuses en dessous, dentées en leurs bords, les inférieures pétiolées, les supérieures presque sessiles, fleurs d'un rose purpurin, épi terminal penché d'un côté de la tige ; fruit : capsule supérieure ovale-aiguë, enveloppée par le calice ; 4 semences comprimées, attachées au style latéralement.

Notions chimiques. La Digitale d'une odeur vireuse à l'état frais, d'une saveur amère et désagréable, contient : une huile volatile, une matière concrète, floconneuse, volatile, une matière grasse, de la digitaline, de l'extractif, de l'acide gallique, une matière colorante rouge, du gluten, de la chlorophylle, de l'albumine, du sucre et du mucilage.

Parties usitées : Les feuilles, les semences.

Récolte. Elle doit se faire en juin ou en septembre, la première est préférable. Il faut cueillir les feuilles lorsque les fleurs commencent à se montrer. Les feuilles disposées en guirlandes, doivent être promptement séchées dans une étuve, et conservées ensuite dans un lieu sec.

Préparations et doses. A l'intérieur : *Infusion* des feuilles, 3 gram. par kilo d'eau bouillante ; *dose*, 20 à 50 gram. *Sirop*, 5 gram. de feuilles, eau 90 gram., sucre 90 gram. ; *dose*, 15 à 40 gram. A l'extérieur : *décoction* des feuilles en cataplasmes, fomentations, bains.

Propriétés spécifiques. La digitale est stimulante, sédative, tonique spécial du cœur, diurétique. Elle s'emploie dans les maladies du cœur, les hydropisies, les catarrhes pulmonaires chroniques, les maladies inflammatoires, les affections scrofuleuses humides, le crachement de sang, les engorgements lymphatiques ulcérés, l'épilepsie, la manie, les pertes séminales et les tumeurs froides.

La Digitale prise en lavements à petite dose, produit des effets plus directs que par l'ingestion dans l'estomac.

Doradille. *Asplenium sive.* Cétérach officinal, cétérac vrai, scolopendre, herbe dorée, dorade. Famille *Fougères.*

Cette plante est très commune sur les rochers, dans les murailles des puits, des citernes, dans les lieux humides et à l'ombre. (Juillet, Août, Septembre.)

Description Racine : souche brunâtre, obliquement couchée, longue de 8 à 10 centimètres, grosse comme un tuyau de plume de cygne environ, jetant çà et là des fibrilles très déliées. — Feuilles toujours vertes, radicales à pétiole commun : ce pétiole est lisse, luisant, mince, d'un rouge noirâtre, nu dans la moitié de sa longueur, garni ensuite de nombreuses folioles alternes, minces, glabres, lobées, cunéiformes, pétiolées, dont une pour chaque pétiole partiel dans le haut, 2 ou 3 sur le pétiolule dans le bas.

Fructification composée de petites graines contenues dans des capsules situées au sommet des folioles, dont les bords se replient en dessous pour les envelopper.

Notions chimiques. La Doradille imprime sur la langue une sensation très légère d'amertume ; elle répand un arôme agréable, mais faible, qui pourtant s'exalte par l'action de l'eau bouillante.

Parties usitées : Les feuilles.

Récolte. N'exige rien de particulier. Elle perd de ses qualités par la dessiccation, on doit la conserver dans un lieu frais.

Préparations et doses. A l'intérieur : *Infusion*, 15 à 30 gram. par litre d'eau ; *dose*, 100 à 200 gram. ; *sirop*, feuilles 10 gram., sucre, 100 gram., eau, 90 gram. ; *dose*, 60 à 90 gram.

Propriétés spécifiques. La Doradille est tonique, astringente et diurétique ; elle s'emploie dans le catarrhe pulmonaire, le crachement de sang, le catarrhe de la vessie, la néphryte, la gravelle et la diarrhée.

Douce-Amère. *Solanum dulcamara.* Herbe à la fièvre, vigne sauvage. Famille *Solanacées.*

Ce sous-arbrisseau se trouve dans les fossés humides, dans les haies, sur le bord des ruisseaux. (Juillet-Août-Septembre.)

DESCRIPTION. Racines grêles, fibreuses, ramifiées. Tige cylindrique, glabre, quelquefois pubescente; sarmenteuse, grimpante, atteignant environ 1 mètre 60 cent. de hauteur; feuilles ovales, cordiformes, alternes, pétiolées, entières, aiguës, glabres à leurs deux faces, quelquefois molles et pubescentes en dessous; les supérieures souvent divisées en trois segments, le moyen très ample, ovale, lancéolé, les latéraux, situés à la base de la feuille beaucoup plus petits. Fleurs disposées vers le sommet des tiges en corymbes rameux, latéraux, longuement pédonculés. Fruit : baie glabre, arrondi, biloculaire, rouge à l'époque de la maturité, contenant quelques petites graines réniformes.

NOTIONS CHIMIQUES. La douce-amère contient de la solanine, des sels à base de chaux de potasse, une matière amère sucrée.

PARTIES USITÉES : Les sommités et les feuilles.

RÉCOLTE. Elle se fait en mai et juin, ou vers la fin de l'été. On doit, autant que possible, se servir de celles de l'année. La douce-amère récoltée dans les lieux secs et élevés, est préférable à celle que l'on cultive dans les jardins:

PRÉPARATIONS ET DOSES. A l'intérieur : *infusion* 10 à 30 gram. par litre d'eau; *dose* 100 à 200 gram.; *sirop* feuilles 10 gram., sucre 60 gram., eau 60 gram.; *dose* 60 à 100 gram.

PROPRIÉTÉS SPÉCIFIQUES. La douce-amère est stimulante, sudorifique, dépurative, légèrement narcotique. Elle convient dans les affections rhumatismales et vénériennes, les dartres, la gale, les ulcères de mauvais caractère, les engorgements des viscères abdominaux, les scrofules, les inflammations lentes du poumon; dans la goutte, les affections catarrhales chroniques, la jaunisse, l'asthme, les convulsions et la coqueluche.

Eupatoire. *Eupaterium cannabinum*, Eupatoire commune, Eupatoire à feuilles de chanvre, Eupatoire des Arabes, herbe de sainte Cunégonde. Famille *Synanthérées.*

Cette belle plante se trouve partout, sur les bords des eaux tagnantes, dans les prés humides, les marais. (Juillet, septembre).

DESCRIPTION. Racines blanchâtres, obliques, un peu épaisses et fibreuses. Tige d'une teinte rougeâtre, pubescente, moëlleuse, haute de 1 mètre à 1 mètre 50 centimètres, à rameaux opposés et axillaires. Feuilles opposées, médiocrement pétiolées, dentées, divisées en trois segments lancéolés, les supérieures quelquefois simples. Fleurs nombreuses, disposées en corymbes terminaux à l'extrémité des rameaux et des tiges. Semences : akénes, presque cylindriques, surmontées d'une aigrette sessile et soyeuse.

NOTIONS CHIMIQUES. Toutes les parties de cette plante ont une odeur faiblement aromatique, une saveur amère, aromatique et piquante ; elle contient une fécule amylacée, une matière animale, une huile volatile, de la résine, un principe amer, âcre, du nitrate de potasse.

PARTIES USITÉES. Les racines et les feuilles.

RÉCOLTE. La plante doit être récoltée un peu avant la floraison, et la racine au printemps, la dessiccation lui enlève ses propriétés, on doit la conserver dans un lieu frais.

PRÉPARATIONS ET DOSES. A l'intérieur : *Infusion*, feuilles, 30 à 60 gram. par kilo d'eau, *dose*, 100 à 200 gram. *Décoction*, racine fraîche, 30 à 60 gram. par kilo d'eau ; *dose*, 100 à 200 gram. *vin*, racine fraîche, 30 à 60 gram. pour un litre de bon vin blanc; *dose*, 100 à 200 gram. A l'extérieur, feuilles en cataplasmes, décoctions pour fomentations, lotions.

PROPRIÉTÈS SPÉCIFIQUES. L'Eupatoire est purgative, apéritive, stimulante, tonique ; on l'emploie dans les hydropisies, les catarrhes chroniques, les pâles couleurs, la jaunisse, les engorgements du foie et de la rate, les affections de la peau chroniques. A l'extérieur : comme résolutif, détersif, tonique.

Fougère mâle. *Polypodium filix mas*, néphrode fougère mâle, aspide fougère mâle. Famille *Fougères*, tribu des *Polystics*.

Cette plante vivace se trouve partout : dans les lieux incultes, les bois, les haies, les lieux montueux. (Mai-juin.)

DESCRIPTION. Rhizôme, improprement nommé racine, long de 15 à 20 centimètres, de la grosseur du pouce, noueux, écailleux et brun à l'extérieur, blanchâtre à l'intérieur; feuilles amples, lisses, d'un beau vert, cassantes, deux fois ailées, à pétiole court, brun et couvert d'écailles caduques ; folioles alternes, rapprochées profondément pinnatifides, plus longues au milieu et diminuant graduellement jusqu'à l'extrémité, qui ne présente plus qu'une pointe ; pinules de ces folioles nombreuses, dentées ; capsules réunies en paquets réniformes , très rapprochés, disposés sur deux rangs à la base des deux tiers supérieurs de la foliole.

Notions chimiques. La Fougère mâle est d'une odeur un peu nauséeuse, d'une saveur d'abord douceâtre, douceâtre et amère ; elle contient une huile volatile , une matière grasse composée d'élaïne et de stéarine, de l'acide gallique, de l'acide acétique , du sucre incristallisable, du tannin , de l'amidon, uue matière gélatineuse, du ligneux.

Parties usitées : La racine et les bourgeons.

Récolte La racine de Fougère mâle se cueille en été ; elle doit être de couleur verte, et s'employer fraîche ainsi que les bourgeons.

Préparations et doses. A l'intérieur : *Décoction*, à vase clos , 30 à 60 gram. pour 1 kilo d'eau à réduire à 500 gram. ; *dose* 60 à 150 gram. ; *sirop*, racine et bourgeons 30 gram., eau 250 gram., sucre 250 gram. ; *dose* 30 à 90 gram. comme vermifuge ; *poudre* 5 gram. délayée dans 60 à 100 gram. de décoction.

Propriétés spécifiques. La Fougère mâle est tonique, apéritive, astringente et vermifuge ; elle convient dans la goutte, le rachitisme , le scorbut , les ergorgements des viscères abdominaux, la suppression des menstrues , les affections vermineuses et contre le ténia.

Pour expulser le ténia, le malade doit prendre, pendant trois matins, un lavement de décoction de Fougère mâle, dans lequel on met 10 gram. d'éther sulfurique, et cinq minutes après on prend un verre de la même décoction avec 5 gram. d'éther sulfurique ; une heure après, le malade prend 60 gram. d'huile de ricin avec 50 gram. de sirop de fleur de pêcher ; ce moyen réussit ordinairement.

Fraxinelle. *Dictamnus albus , fraxinella*, dictame blanc. Famille *Labiées.*

La Fraxinelle est une belle plante vivace, qui croît spontanément sur les collines pierreuses et dans les bois élevés ; on la cultive dans les jardins. (Juin-juillet.)

Description. Racines blanches, épaisses, rameuses ; tiges simples , cylindriques, rougeâtres , velues , glanduleuses, droites, de la hauteur de 60 à 80 centimètres ; feuilles alternes, petiolées, ailées, avec une impaire , ressemblant en quelque sorte à celles du frêne (d'où le nom de *Fraxinelle*) ; folioles ovales-aiguës, d'un vert luisant , denticulées, parsemées de points transparents ; fleurs alternes, pédonculées, formant une belle grappe terminale blanche ou purpurine; fruit à 5 loges et à 5 côtés.

Notions chimiques. La Fraxinelle exhale une odeur forte, pénétrante, analogue à celle du citron; elle contient une huile très volatile.

Parties usitées : La racine.

Récolte. L'écorce de la racine du Dictame blanc, de couleur blanchâtre, doit être choisie pour l'usage et conserver dans un lieu tempéré.

Préparations et dose. A l'intérieur : *infusion* de 15 à 40 gram. par kilo d'eau, de bière ou de vin; *dose* 100 à 200 gram.; *poudre* de 4 à 10 gram. dans 300 gram. de bon vin blanc; *dose* 60 à 120 gram.

Propriétés spécifiques. La racine de Fraxinelle est tonique, stimulante, diaphoréthique et antispasmodique, elle s'emploie dans les affections atoniques, le scorbut, les scrofules, les pâles couleurs, l'hystérie anémique, l'inertie utérine, et la cachexie.

Fumeterre. *Fumaria officinalis*, fumeterre officinale, fumeterre vulgaire, fiel de terre, pied de geline. Famille *Fumariacées*.

Le Fumeterre, plante annuelle, croît dans les champs, les terres cultivées, les vignes, les jardins. (Mai-Octobre.)

Description. Racine blanche, fibreuse, allongée, perpendiculaire. Tige grêle, tendre, étalée, lisse, succulente, très-rameuse, longue de 25 à 30 centimètres; feuilles glabres, alternes, pétiolées, un peu obtuses, deux fois ailées, d'un vert glauque ou cendré. Fleurs d'un blanc rougeâtre, tachetées de pourpre à leur sommet, petites, nombreuses, en grappes terminales lâches, ayant chacune une bractée membraneuse; fruit akène ou silique, globuleux, glabre, à une seule loge monosperme.

Notions chimiques. Lorsqu'on l'écrase, cette plante exhale une odeur herbacée, sa saveur amère, désagréable dans l'état frais, augmente par la dessiccation, elle contient du malate de chaux et des principes extractifs amers, de la fumarine, de la résine et un acide cristallisable.

Parties usitées : L'herbe.

Récolte. Elle se fait au mois de juin, quand les fleurs commencent à s'ouvrir. Elle doit être desséchée promptement.

Préparations et doses : A l'intérieur : *décoction* et *infusion*, de 30 à 60 grammes par kilogram. d'eau, de bière, de vin;

dose, 100 à 200 gram. *Suc exprimé*, de 30 à 100 gram. dans 200 de petit lait. *Sirop*, suc 30 grammes, sucre 30 gram ; *dose*, 30 à 60 gram. A l'extérieur : *décoction*, pour fomentation, herbe en cataplasme.

PROPRIÉTÉS SPÉCIFIQUES. La Fumeterre est tonique, fondante, dépurative, vermifuge. On l'emploie dans la débilité des voies digestives, la jaunisse, les engorgements des viscères abdominaux ; dans les affections de la peau, scorbutiques et scrofuleuses, dans les dartres et le rachitisme.

Genêt d'Espagne. *Spartium junceum*, *Genista junca*. Genêt d'Espagne devenu indigène. Famille *Légumineuses*.

Cet arbrisseau croît naturellement dans les lieux incultes et sur les coteaux. On le cultive dans les jardins pour l'odeur suave de ses belles fleurs. (Avril, mai, juin.)

DESCRIPTION. Tiges de 1 à 2 mètres, à rameaux dressés, glabres, effilés. Feuilles lancéolées, rameaux opposés, effilés et florifères au bout. Fleurs également jaunes et odorantes.

NOTIONS CHIMIQUES. Le Genêt d'Espagne offre une odeur aromatique très agréable et une saveur amère. Il contient une huile volatile, une matière amère, de la gélatine et une matière jaune nommée scoparine.

PARTIES USITÉES : Les feuilles, les fleurs, l'écorce et le bois.

RÉCOLTE. Les jeunes pousses se récoltent aux mois de mai et juin pour les conserver. Les fleurs se récoltent à peu près à la même époque. Après les avoir faites sécher à l'étuve, on doit les conserver dans des flacons bien bouchés à l'abri de l'humidité.

PRÉPARATIONS ET DOSES. A l'intérieur : *décoction*, feuilles 30 à 60 gram. par kilo d'eau ; *dose*, 100 à 200 gram. *Décoction*, fleurs 30 à 60 gram. par kilo d'eau ; *dose*, 100 à 200 gram. *Suc exprimé* des feuilles et des sommités, 15 à 30 grammes mêlé avec 10 gram. de miel, comme purgatif. V*in diurétique* : 30 à 60 gram. de cendre de genêt, en infusion à froid, dans un kilo de bon vin blanc ; *dose*, 60 à 90 gram. deux ou trois fois par jour. *Sirop*, fleurs 20 gram., eau 80 gram., sucre 140 gram. ; *dose*, 30 à 60 gram. A l'extérieur : *décoction* de branches tendres, ou de fleurs gousses, pour lotions et fomentations, feuilles et fleurs en cataplasmes.

PROPRIÉTÉS SPÉCIFIQUES. Le Genêt d'Espagne est purgatif et diurétique, énergique. Il est employé avec succès dans les hydropisies en général , les rhumatismes chroniques , la goutte , l'œdème , les scrofules , les maladies chroniques du foie , les engorgements mésentériques et les affections chroniques de la peau ; dans les affections des voies urinaires, le catarrhe de la vessie et la rétention d'urine. Les feuilles , les fleurs et les gousses peuvent être appliquées en cataplasme, comme résolutives, sur les abcès froids, l'œdème et les tumeurs scrofuleuses. La décoction des fleurs en fumigation est très efficace dans les cas précités.

Le Genêt à balai possède les mêmes propriétés que le Genêt d'Espagne , mais à un plus faible degré.

Genièvre. *Juniperus communis*. Genièvre commun , genièvre pétron , petrot , genibre , piket. Famille *Conifères*.

Le Genièvre croît dans les bois , les terrains incultes , sur les revers des montagnes. (Septembre, octobre et novembre.)

DESCRIPTION. Tiges tortueuses, difformes , à écorce raboteuse et rougeàtre , d'une hauteur de 2 mètres environ ; les jeunes pousses des rameaux menues, pendantes ; un peu triangulaires Feuilles sessiles , étroites , dures , en forme d'épine et toujours vertes, réunies en verticiles trois par trois ; fruit ou cônes à trois écailles soudées entre elles , renfermant trois noyaux osseux à une seule loge.

NOTIONS CHIMIQUES. Les fruits de Genièvre sont d'une odeur forte , agréable, d'une saveur douceâtre , amère , chaude , balsamique , térébinthacée. Ils contiennent un suc pulpeux sucré , une huile volatile, de la cire , de la résine , de la gomme , du ligneux et de l'eau ; plus quelques sels de chaux et de potasse.

PARTIES USITÉES : Le bois , l'écorce, les sommités et les fruits.

RÉCOLTE. On doit choisir en octobre et novembre les fruits du Genièvre gros , bien nourris, noirs , luisants , pesants , d'un goût sucré et un peu âcre. La dessiccation leur enlève l'arôme et le principe actif.

PRÉPARATIONS ET DOSES. A l'intérieur : *infusion* des baies concassées ou des sommités à vases clos , de 15 à 30 gram. par kilo d'eau ou de vin blanc ; *dose* 90 à 150 gram. *Décoction* du bois en copeaux, 30 à 60 gram. par kilo d'eau; *dose* 100 à 200 gram. *Vin de baies*, 30 à 60 gram. par kilo de vin blanc; *dose* 60 à 100 gram. ; *poudre* 4 à 10 gram. dans 200 gram. d'un liquide approprié. *Baies entières*, 15 à 20 à la fois. A l'extérieur : *infusion* des baies, *décoction* des sommités, pour lotions, fomentations, bains,

Propriétés spécifiques. Le Genièvre est stimulant, tonique, stomachique, diurétique, diaphorétique. A petite doses, toutes les parties du genévrier sont efficaces pour tonifier l'estomac, elles excitent l'appétit, dissipent les flatuosités, facilitent la digestion, provoquent l'exhalation cutanée, modifient les secrétions muqueuses et excitent plus spécialement les organes secréteurs de l'urine. On les emploie dans les affections catarrhales pulmonaires et vésicales chroniques, les flueurs blanches, la néphrite calculeuse, les pâles couleurs, l'hydropisie, l'asthme humide, le scorbut, les engorgements des viscères abdominaux, les cachexies, les affections de la peau chroniques et rhumatismales.

Les praticiens de tous les temps ont employé le genévrier avec succès, dans les diverses maladies que nous venons d'énumérer.

Gentiane. *Gentiana lutea*, gentiane jaune, grande gentiane, jansonna. Famille *Gentianacées*.

Cette belle plante croît dans les bois, sur les montagnes et les lieux montueux. (Juin-Juillet.)

Description. Racines épaisses, jaunâtres en dedans. Tiges d'un mètre à 1 mètre 50 centimètres, cylindriques, non-rameuses. Feuilles larges, ovales, lisses, aiguës, opposées, amplexicaules, à 5-7 nervures, longitudinales, saillantes; les inférieures rétrécies en pétiole à leur base, plus grandes. Fleurs nombreuses, jaunes, fasciculées et presque verticillées dans les aisselles des feuilles supérieures.

Notions chimiques. La racine de gentiane a une saveur très-amère, et une odeur fugace, elle contient de la glu, une matière huileuse verdâtre, du sucre incristallisable, de la gomme, de l'acide pectique, une matière colorante fauve, de l'acide organique.

Parties usitées : La racine.

Récolte. Cette racine ne doit être récoltée qu'à la deuxième année au plus tôt, après la chute des feuilles; après l'avoir mondée et non lavée, afin qu'elle ne se pénètre pas d'humidité. La racine de Gentiane doit être bien conservée, de moyenne grosseur, spongieuse, jaune en dedans, très-amère, mais elle est en outre âcre nauséeuse, n'ayant pas beaucoup de petites racines. On doit rejeter comme mauvaises les racines qui sont ridées, cariées, noirâtres et moisies à l'intérieur.

Préparations et doses. *Décoction*, 10 à 20 gram. par kilo d'eau

préalablement macéré pendant 24 heures ; *dose*, 60 à 120 gram.
Sirop, racine en poudre, 10 gram, eau, 100 gram., sucre, 100 gram., dose, 30 à 100 gram. *Vin*, racine en poudre, 10 gram. vin blanc, 160 gram., *dose*, 30 à 100 gram. *Poudre*, 1 gram. comme tonique, 10 à 20 gram. comme fébrifuge.

PROPRIÉTÉS SPÉCIFIQUES. La racine de Gentiane est amère, tonique, fébrifuge, et vermifuge. On l'administre dans l'atonie de l'estomac et des voies digestives, les flatuosités, les diarrhées et dans tous les écoulements entretenus par la débilité de l'appareil digestif, dans les scrofules, le rachitisme, la jaunisse lorsqu'il n'y a pas irritation ou inflammation dans les viscères, les fièvres intermittentes et la goutte atonique.

L'efficacité de la racine de Gentiane est constatée depuis longtemps par les meilleurs médecins dans les maladies sus-énumérées.

Germandrée (petit chêne.) *Teucrium chamædrys*. Germandrée officinale, petit chêne, chenette, sauge-amère, chasse-fièvre. Famille *Labiées*.

La Germandrée, plante vivace, se trouve sur les coteaux arides, dans les bois montueux, calcaires, les terrains sablonneux et secs. (Juillet-Septembre.)

DESCRIPTION : Racines grêles, jaunâtres, un peu rampantes, garnies de fibres courtes, déliées. Tiges de 15 à 25 centimètres, nombreuses, grêles, un peu couchées vers le bas, peu rameuses, velues. Feuilles opposées, oblongues-lancéolées, courtement pétiolées, crén elées, lisses, d'un vert gai en dessus, plus pâles et un peu velues en dessous, quelquefois un peu lobées à leur contour. Fleurs purpurines ou rosées, quelquefois blanches, réunies 2 3 à l'aisselle des feuilles supérieures qui sont souvent colorées, courtement pédonculées, en grappes terminales feuillées.

NOTIONS CHIMIQUES. Le petit chêne d'une odeur faiblement aromatique, et d'une saveur amère, contient : de l'huile volatile et une grande proportion d'un principe extractif amer.

PARTIES USITÉES : Les feuilles, lee sommités fleuries.

RÉCOLTE. On doit choisir celle qui est courte, garnie de feuilles nombreuses, On la récolte au mois de juin, et on la fait sécher comme toutes les autres plantes. Lorsqu'elle est bien séchée, elle conserve sa saveur, sa couleur verte et ses propriétés.

PRÉPARATIONS ET DOSES. A l'intérieur : *Infusion*, de 30 a 60 gram. par kilo d'eau. *Dose*, 100 à 200 gram. *Poudre*, de 4 à 6 gram. dans 100 gram. de vin blanc.

PROPRIÉTÉS SPÉCIFIQUES. La Germandrée est tonique, amère, apéritive et fébrifuge ; elle convient dans les engorgements de la rate, du foie, les scrofules, l'asthme, le catharre pulmonaire chronique, le scorbut et surtout dans les fièvres intermittentes et la goutte.

Globulaire. *Globularia alypum.* Globulaire turbith. Famille *Globulariacées.*

Ce sous-arbrisseau croît dans les terrains rocailleux. (Mai, Juin.)

DESCRIPTION. Racine dure, épaisse, noirâtre, tige rameuse, d'un brun rougeâtre, haute de 60 à 80 centimètres Feuilles petites, alternes, d'un vert glauque, obovales, accuminées, quelquefois dentées latéralement. Fleurs bleuâtres et formant à l'extrémité des rameaux de petites tiges globuleuses, solitaires et sessiles.

NOTIONS CHIMIQUES. Les feuilles ont une saveur amère et désagréable ; elles contiennent un principe gommeux, amer et une huile volatile.

PARTIES USITÉES : Les feuilles.

RÉCOLTE. Les feuilles de la Globulaire se cueillent en juillet, août et septembre ; on doit les conserver dans un lieu tempéré. Les feuilles de la Globulaire turbite peuvent être remplacées par la Globulaire vulgaire, Marguerite bleue. Plante herbacée qui croît dans les pâturages secs, les coteaux calcaires, à tiges solitaires un peu nombreuses, de 10 à 40 centimètres, droites, simples, feuilles radicales, nombreuses en rosette, obovales, mucronées, entières, les caulinaires beaucoup plus petites, lancéolées-oblongues. Fleurs bleues en capitule globuleux, solitaire et terminal.

PRÉPARATIONS ET DOSES. A l'intérieur : *décoction* à vase clos, 10 minutes d'ébullition, 20 à 30 gram. par 250 gram. d'eau. *Dose*, 100 à 200 gram. *Décoction*, 30 à 50 gram. de feuilles de la Globulaire vulgaire, de la Marguerite bleue, pour 250 gram. d'eau. *Dose*, 100 à 200 gram.

PROPRIÉTÉS SPÉCIFIQUES. La Globulaire est tonique, purgative et fébrifuge ; elle convient dans les embarras gastriques, les engorgements du foie et de la rate, l'asthme, l'hydropisie commençante et les fièvres intermittentes.

Grenadier. *Punica granatum.* Famille *Mirtacées.*

Le grenadier, originaire des pays chauds, croît dans le midi de la France. (Juin-Juillet-Août.)

DESCRIPTION. Racine. Rameaux glabres, anguleux, couverts d'une écorce rouge. Feuilles très-lisses, opposées, lancéolées, portées sur des pétales très-courts. Fleurs hermaphrodites, régulières et assez grandes, d'un rouge vif, presque sessiles, souvent solitaires, quelquefois réunies 3 ou 4 vers le sommet des rameaux; fruit de la grosseur d'une pomme, arrondis, et revêtus d'une écorce d'un brun rougeâtre, contenant en grande quantité des semences pulpeuses d'un rouge-vif.

NOTIONS CHIMIQUES. L'écorce de la racine de Grenadier d'une saveur très-astringente et d'une saveur amère, contient : une matière grasse assez abondante, du tannin, de l'acide gallique, une matière résineuse, de la mannite, du sucre et du ligneux.

PARTIES USITÉES : Les fleurs comme tonique astringent, les fruits grenades comme tonique astringent tempérant, l'écorce du fruit comme tonique vermifuge; la racine comme astringent vermifuge.

RÉCOLTE. On doit cueillir les fleurs doubles ou balaustes pendant tout le temps de la floraison. La dessiccation ne leur fait pas perdre leurs vertus.

La racine sèche se trouve dans le commerce, ainsi que l'écorce en petits fragments cassants, non fibreux, d'un gris jaunâtre à l'extérieur et jaune à l'intérieur.

Elle est inodore. Dans la droguerie, on remplace quelquefois l'écorce de la racine de Grenadier par celle du buis ou d'épine-vinette.

La racine fraîche, recueillie souvent sur de maigres arbustes élevés dans des caisses, n'offre pas les mêmes avantages sous le rapport médical, à moins que le Grenadier n'ait 8 ou 10 ans.

PRÉPARATIONS ET DOSES. A l'intérieur : *infusion ou décoction* des fleurs de 15 à 30 gram. par kilo d'eau; *dose* 60 à 150 gram; *sirop* fleurs 10 gram., sucre 100 gram., eau 100 gram.; *dose* 30 à 90 gram.; *décoction* de l'écorce du fruit, de 30 à 60 gram. par kilo d'eau; *dose* 80 à 150 gram.; *décoction* de l'écorce de la racine fraîche 60 gram. pour 700 gram. d'eau que l'on fait réduire à 500 gram.; *dose* 160 gram.; *poudre* de l'écorce 5 à 12 gram. dans 50 gram. d'un liquide approprié; *sirop* écorce en

poudre 10 gram., sucre 100 gram., eau 100 gram.; *dose* 60
à 120 gram. A l'extérieur : *décoction* des écorces ou des fleurs
30 à 90 gram. par kilo d'eau, pour fomentations, lotions, lavements.

PROPRIÉTÉS SPÉCIFIQUES. Les fleurs , l'écorce du fruit, l'écorce
de la racine et la racine même de Grenadier sont toniques, astringentes et vermifuges ; on les emploie dans la diarrhée, la
dyssenterie quand la période d'irritation est dissipée, dans les
hémorrhagies passives, les écoulements muqueux avec atonie, les
affections vermineuses.

L'écorce de Grenadier est généralement connue par son efficacité contre le ténia ; elle est un des plus puissants ténifuges.

A l'extérieur : elle s'emploie en gargarismes dans le gonflement
atonique des amygdales, le relâchement de la luette et des gencives ; en lotions et en injections, contre le relâchement de la muqueuse du vagin, la chute du rectum, les engorgements articulaires , suite d'entorse ou de luxation.

Guimauve. *Althea officinalis.* Famille *Malvacées.*

Cette plante croît dans les lieux frais et humides; on la cultive
dans les jardins. (Juin, juillet.)

DESCRIPTION. Racines longues, pivotantes, blanches, contenant
un mucilage gluant et très doux ; tiges de 1 mètre à 1 mètre 50
centimètres, droites, nombreuses, pubescentes; feuilles alternes,
pétiolées, molles, d'un vert blanchâtre, cordiformes, à 3 ou 5
lobes peu marqués ou dentés ; fleurs presque sessiles, d'un blanc
rosé, disposées en panicules axillaires.

NOTIONS CHIMIQUES. La racine de Guimauve contient de la gomme,
de l'amidon, une matière colorante jaune, de l'albumine, de l'asparagine, du sucre de canne, de l'huile fixe.

PARTIES USITÉES : La racine, l'herbe et les fleurs.

RÉCOLTE. La Guimauve s'arrache en novembre. Il faut laver
la racine; on fend et on divise les plus grosses en morceaux à
peu près de la grosseur du petit doigt, et autant que possible de
la même longueur; on les blanchit en les pelant ; on les enfile en
longs chapelets que l'on suspend dans un lieu sec, aéré, et même
dans une étuve, on les conserve ensuite dans des sacs, à l'abri
de l'humidité.

PRÉPARATIONS ET DOSES. A l'intérieur : *infusion* des feuilles ou
des fleurs 10 à 30 gram. par kilo d'eau ; *dose* 100 à 200 gram.;

décoction racine 10 à 30 gram. par kilo d'eau ; *dose* 100 à 200 gram. ; *sirop* racine 10 gram., sucre 120 gram., eau 180 gram.; *dose* 50 à 100 gram. A l'extérieur : *décoction* des feuilles ou des racines, pour bains locaux, fomentations, lotions, lavements, gargarismes.

PROPRIÉTÉS SPÉCIFIQUES. La Guimauve est émolliente, adoucissante au plus haut degré ; on l'emploie dans la toux, les catarrhes, l'angine, la gastrite, les hémorrhagies actives, dans les irritations intestinales, les tumeurs phlegmoneuses.

Afin de favoriser la dentition, on donne à mâcher aux enfants une racine de guimauve séchée ; ce moyen convient mieux que les corps durs que l'on a coutume d'employer en pareil cas.

Hièble. *Sambucus ebulus*, sèble. Ièble, petit sureau, sureau en herbe. Famille *Caprifoliacées*.

Cette plante vivace croît le long des fossés, au bord des chemins, dans les champs humides. (Juin, juillet)

DESCRIPTION. Racines allongées, rameuses, de la grosseur du doigt, d'un blanc sale; tiges droites, herbacées, cannelées, hautes d'environ 1 mètre; feuilles opposées, pétiolées, ailées, composées de sept à neuf folioles lancéolées, dentées en scie à leurs bords ; fleurs blanches formant une cîme ou une sorte d'ombelle ample et touffue, accompagnées de bractées filiformes; fruit baie, inférieure noire, pulpeuse, à une seule loge contenant 3 semences attachées à l'axe du fruit.

NOTIONS CHIMIQUES. L'odeur vireuse de l'hièble est plus prononcée que celle du sureau ; les feuilles ont une saveur amère, nauséuse, et teignent la salive en rouge. Les feuilles contiennent de l'huile volatile, du soufre, du gluten, de l'albumine végétale, de la résine, un principe astringent, de l'extractif azoté, de l'extractif oxidé, quelques sels de chaux et de potasse ; les fleurs contiennent beaucoup d'ammoniaque.

PARTIES USITÉES : La racine, les feuilles. les fleurs, les baies, les semences.

RÉCOLTE. Les fleurs doivent être récoltées en juin, et être séchées avec beaucoup de précautions. On récolte les feuilles pendant tout l'été, la racine en automne.

PRÉPARATIONS ET DOSES. A l'intérieur : *Décoction* 12 à 30 gram. de l'écorce ou de la racine par kilo d'eau; *dose* 30 à 100 gram. ; *infusion vineuse*, 15 à 30 gram. de racine ou écorce par kilo de vin;

dose 30 à 100 gram. ; *suc exprimé*, 6 à 12 gram. ; *vin*, 30 à 60 gram. de baies par 500 gram. de bon vin blanc ; *dose*, 60 à 120 gram. ; *infusion des fleurs*, de 5 à 10 gram. par kilo d'eau ; *dose*, 30 à 80 gram. A l'extérieur, *decoction* des fleurs et des feuilles pour fomentations et lotions, cataplasme.

PROPRIÉTÉS SPÉCIFIQUES. Le Hièble est purgatif, sudorifique et diurétique ; il convient dans les hydropisies, les engorgements articulaires, lymphatiques, glanduleux, les dartres, l'épilepsie, le rhumatisme et les obstructions des viscères abdominaux.

Ces maladies peuvent être traitées avec succès par l'Hièble, c'est dire qu'on doit l'employer avec confiance.

Houblon. *Humulus lupulus.* Houblon vulgaire, houblon grimpant, houblon à la bière, vigne du Nord. Famille *Urticacées.*

Le Houblon croît spontanément dans les haies. On le cultive en grand dans le nord de la France. (Juillet et août).

DESCRIPTION. Tiges dures, grêles, légèrement anguleuses, sarmenteuses. Feuilles le plus souvent opposées, les supérieures quelquefois alternes, pétiolées, cordiformes, dentées, tri ou quinquélobées. Fleurs mâles, petites, blanchâtres, pédicellées, disposées en grappes paniculées. Fleurs femelles réunies en cônes écailleux, ovales, composées de nombreuses folioles, d'un jaune roussâtre ; chacune de ces folioles est munie d'un ovaire supérieur et de deux styles, qui plus tard deviennent la semence.

NOTIONS CHIMIQUES. Les cônes du houblon jouissent d'une odeur forte et vireuse, et leur saveur est très amère et persistante.

Les bractées de ces cônes contiennent une matière astringente, âpre, une matière colorante, inerte, de la chlorophylle et de la gomme. Les glandes qui se trouvent à la base des bractées, nommées lupulin, sont d'une odeur alliacée, principe actif des cônes du houblon ; les lupulins contiennent de l'huile volatile, de la lupuline, de la résine, une matière extractive, des traces d'osmazôme, une matière grasse, de l'acide malique, du malate de chaux et des sels.

PARTIES USITÉES : Les fruits ou cônes, les sommités et les racines.

RÉCOLTE. Les cônes du houblon se récoltent vers la fin du mois d'août. On les fait sécher au four ou à l'étuve. A l'air, ils seraient exposés à se pourrir au centre. Ils ne perdent rien de leur arôme ni de leur saveur.

PRÉPARATIONS ET DOSES. A l'intérieur, *décoction ou infusion*:

cônes ou sommités de 15 à 60 gram. par kilo d'eau ; *dose*, 100 à 200 gram ; *sirop*, cônes 10 gram. , sucre 100 gram. , eau 100 gram. ; *dose*, 60 à 100 gram.

PROPRIÉTÉS SPÉCIFIQUES. L'houblon est tonique, stimulant, amer, excitant, aromatique et légèrement narcotique, anthelmintique, diurétique, diaphorétique, fondant, dépuratif et sédatif. On l'emploie dans le manque d'appétit, l'affaiblissement des organes digestifs, l'atonie générale, la prédominence morbifique du système lymphatique, les affections scrofuleuses et cutanées chroniques, et surtout les dartres, le rachitisme, le carreau, les tumeurs blanches, les écoulements muqueux atoniques, les diarrhées opiniâtres, les catharres chroniques, les hydropisies passives, les cachexies, le scorbut, l'ictère sans irritation phlegmasique et la goutte. Les meilleurs médecins constatent journellement l'efficacité de l'emploi du houblon dans les maladies que nous venons d'énumérer.

Hysope. *Hyssopus officinalis.* Famille *Labiées*.

L'Hysope, plante vivace, croît spontanément sur les côteaux, les lieux montueux, les murailles ; on la cultive dans les jardins. (Juillet ; septembre).

DESCRIPTION. Racines dures, ligneuses, un peu ramifiées. Tiges ligneuses, presque simples, hautes de 60 à 80 centimètres Feuilles vertes, opposées, linéaires, lancéolées, aiguës. Fleurs presque sessiles, réunies par paquets et formant des épis de fleurs bleues, roses ou blanches.

NOTIONS CHIMIQUES. L'odeur de l'Hysope est agréable et aromatique; d'une saveur chaude, piquante et amère ; elle contient une huile volatile jaune, des principes amers, un peu de soufre et du camphre.

PARTIES USITÉES : Les sommités fleuries et les feuilles.

RÉCOLTE. Elle se récolte pendant la floraison. On doit la conserver à l'abri de l'humidité.

PRÉPARATIONS ET DOSES. A l'intérieur : *infusion* à vase clos, sommités fleuries 8 à 15 gram. par kilo d'eau; *dose* 100 à 200 gram. *sirop*, sommités fleuries 10 grammes, eau 100 gram. ; sucre 160 gram. ; *dose*, 30 à 60 gram. A l'extérieur *décoction* des feuilles pour fomentation, lotion et cataplasme.

PROPRIÉTÉS SPÉCIFIQUES. L'Hysope est stimulante, béchique et expectorante; elle convient dans les affections bronchiques pulmonaires , l'asthme humide , la débilité des voies digestivées, les coliques venteuses , la gastralgie , les pâles couleurs , les rhumatismes; certaines affections calculeuses avec inertie des reins. C'est par ses propriétés stimulantes , sudorifiques et diurétiques , que l'hysope donne des résultats efficaces dans les maladies précitées.

Impératoire. *Imperatoria ostruthium.* Impératoire commune, benjoin français , ostruche , ostrute impératoire des montagnes. Famille *Ombellifères.*

Cette plante vivace croît dans les pâturages montagneux. On la cultive dans les jardins. (Juillet , août.)

DESCRIPTION. Racine grosse, noueuse, garnie de fibres nombreuses , longues et rampantes. Tige cylindrique, creuse, épaisse, haute de 50 à 80 centimètres. Feuilles pétiolées , à 3 folioles élargies, trilobées et dentées Fleurs blanchâtres , disposées en une grande ombelle, privée de collerette.

NOTIONS CHIMIQUES. La saveur de la racine d'Impératoire est âcre et aromatique , et son odeur peut être comparée à celle de l'angélique, mais elle est plus forte et moins agréable. Cette plante contient une matière amère d'un blanc jaunâtre , une huile volatile et une substance extractive résineuse.

PARTIES USITÉES : La racine.

RÉCOLTE. On la récolte l'hiver pour la conserver. Après l'avoir coupée par rouelles, on la fait sécher. En vieillissant elle perd la moitié de ses propriétés; on doit donc la choisir nouvelle , bien nourrie, et odorante.

PRÉPARATIONS ET DOSES. A l'intérieur : *décoction*, 15 à 30 gram. par kilo d'eau ; *dose* 80 à 150 gram. *Sirop* racine en poudre 10 gram., eau 100 gram., sucre 150 gram. ; *dose* 30 à 60 gram. *Poudre* 5 à 10 gram. dans 150 gram. de bon vin blanc ; *dose* 20 à 40 gram. A l'extérieur : feuilles en cataplasme, poudre de la racine en pommade avec l'axonge pour frictions ; la racine en masticatoire.

PROPRIÉTÉS SPÉCIFIQUES. L'Impératoire est tonique , excitant et apéritif. On l'emploie dans l'atonie de l'estomac , les flatuosités , les coliques venteuses causées par la débilité des voies digestives, dans les flueurs blanches, les pâles couleurs, le catarrhe chronique , le catarrhe de la vessie , la paralysie , les embarras des viscères abdominaux , l'asthme humide , la gravelle sans irritation des reins. Les hydropisies , les fièvres intermittentes , la gale , les ulcères , les fluxions dentaires et la paralysie de la langue.

L'Impératoire est un tonique énergique dont l'usage est trop négligé.

Joubarbe (petite). *Sempervivum minus vermiculatum acre.* Vermiculaire brûlante, sedon âcre, orpin brûlant, poivre des murailles, pain d'oiseau. Famille *Grassulacées.*

Cette plante vivace croît sur les vieilles murailles et dans les lieux secs, pierreux, sablonneux (Juin, juillet.)

DESCRIPTION. Racine : souche grêle, rampante, un peu fibreuse ; tiges nombreuses, peu rameuses, longues de 5 à 10 centimètres ; feuilles nombreuses, épaisses, droites, courtes, pressées, ovoïdes, devenant jaunes en vieillissant ; fleurs sessiles, d'un beau jaune, situées le long des rameaux d'une cyme séparée ordinairement en trois branches.

NOTIONS CHIMIQUES. Cette plante est inodore et d'une saveur chaude, piquante et âcre. Elle contient une matière jaune très âcre, et une matière grasse.

PARTIES USITÉES : Toute la plante.

RÉCOLTE. On la cueille en septembre et octobre. Quand on veut la conserver, on la fait ordinairement sécher au four. Elle est souvent employée fraîche, on la trouve verte pendant toute l'année ; mais elle n'a acquis toute son énergie qu'en septembre ou octobre.

PRÉPARATIONS ET DOSES. A l'intérieur : *décoction*, une poignée pour 1 kilo d'eau ou de bière ; *dose* 100 à 200 gram. A l'extérieur : *suc* pur ou délayé. *Décoction* dans la bière ou dans l'eau pour fomentation et lotions ; la plante pilée en cataplasmes.

PROPRIÉTÉS SPÉCIFIQUES. La petite Joubarbe et apéritive, diurétique, détersive, fébrifuge et fondante. Elle s'emploie dans les hydropisies, l'épilepsie, les fièvres intermittentes, le scorbut ; dans les ulcères anciens atoniques, gangréneux et cancéreux, les cors et les verrues.

Laitue. *Lactuca sativa.* Famille *Synanthères.*

Cette plante annuelle est cultivée dans tous les jardins et connue de tous le monde. On en connaît trois espèces bien distinctes et très constantes : la laitue pommée, la laitue romaine et la laitue frisée.

NOTIONS CHIMIQUES. Cette plante contient un suc aqueux, un principe amer, de l'albumine, du caoutchouc, de la cire, un acide indéterminé et quelques sels.

PARTIES USITÉES : Toute la plante et les semences.

Récolte. Les tiges et les feuilles sont employées fraîches ; les semences sont récoltées à leur maturité.

Préparations et doses. A l'intérieur : *décoction* de 30 à 60 gram., feuilles et tige pour 500 gram. d'eau ; *dose* 100 à 200 gram. *Suc* 8 à 15 gram. et plus. *Semence* en poudre, 2 à 4 gram. A l'extérieur : *décoction* pour collyre, topique, sédatif, cataplasmes.

Le sirop est insignifiant, mais aussi inoffensif.

Propriétés spécifiques.. La laitue est émolliente, calmante, antispasmodique, diurétique et légèrement narcotique. Elle est fréquemment employée dans les phlegmasies aiguës, les névroses, l'hystérie, l'hypocondrie, la mélancolie, la toux spasmodique, la gastralgie ; dans les inflammations et irritations du foie, des intestins et de la vessie.

Laitue sauvage. *Lactuca virosa.* Famille *Synanthérées.*

Plante bisannuelle qui croit dans les lieux incultes, les décombres, le long des haies, sur le bord des champs, des chemins, des fossés. (Juin, juillet.)

Description. Racine pivotante ; tige dressée, glabre, cylindrique, se ramifiant vers le sommet et formant un corymbe chargé de fleurs ; feuilles alternes, amplexicaules ; les inférieures grandes, arrondies et ondulées ; les supérieures petites, aiguës et pinnatifides ; fleurs jaunes disposées en corymbe terminal, médiocrement pédicellées ; fruit, semence ellipsoïde couronnée par une aigrette soyeuse, capillaire, pédicellée.

Notions chimiques. Cette plante est d'une odeur désagréable, d'une saveur amère et âcre. Elle contient un suc lactescent très-abondant, une matière grasse, une résine insipide, une résine âcre ; de l'ulmine, une matière alcaline, de l'acide oxalique.

Parties usitées : L'herbe et le suc lactescent.

Récolte. Elle se fait un peu avant la floraison.

Préparations et doses. A l'intérieur : *suc* de toute la plante 3 à 8 gram. dans 30 gram. de *décoction* de laitue commune. A l'extérieur : *suc lactescent* une goutte en collyre pour dissiper les brouillards des vues faibles. *Décoction* de toute la plante en fomentations, feuilles en cataplasmes.

Propriétés spécifiques. La laitue sauvage est calmante, diurétique, diaphorétique, laxative et légèrement narcotique. On l'administre avec avantage dans l'ascite, l'anasarque, les engorgements des viscères abdominaux, la jaunisse, les phlegmasies chroniques des organes digestifs, les coliques du foie, l'angine de poitrine, l'asthme, les irritations de poitrine, la toux, le catarrhe pulmonaire et les affections nerveuses,

Les expériences de M. Orfila ont prouvé qu'il faut des doses fortes de suc de laitue sauvage, pour causer quelques perturbations dans l'économie animale. Le suc de laitue dissipe les brouillards des vues faibles en l'introduisant dans les yeux. Une ou deux gouttes pendant plusieurs jours, suffisent pour obtenir un bon résultat.

Lavande. *Lavandula spica.* Lavande en épis, lavande aspic, lavande mâle, faux nard, aspic, spic. Famille *Labiées*.

La Lavande croît spontanément dans les lieux secs et pierreux; on la cultive dans les jardins. (Juin, septembre.)

DESCRIPTION. Racine, souche ligneuse; tiges grêles, à rameaux droits, nombreux, longs d'environ 75 centimètres; feuilles opposées, lancéolées, étroites, d'un vert un peu blanchâtre; fleurs d'un bleu violacé, quelquefois blanches, petites, disposées par verticelles irréguliers, formant un épi terminal allongé muni de bractées linéaires, presque sétacées.

NOTIONS CHIMIQUES. L'odeur de cette plante est forte, pénétrante et très agréable, sa saveur est chaude et un peu amère. Elle contient une huile volatile, jaunâtre, âcre, aromatique, d'une odeur pénétrante; elle contient beaucoup de camphre.

PARTIES USITÉES : Les sommités fleuries, avant le complet épanouissement des fleurs.

RÉCOLTE. On doit la faire avant l'épanouissement des fleurs; la plante jouit alors de toute sa vigueur. Celle qu'on cultive dans les jardins est moins efficace.

PRÉPARATIONS ET DOSES. A l'intérieur : *infusion*, 6 à 12 gram. par kilo d'eau; *dose*, 90 à 150 gram; *poudre*, 1 à 4 gram. dans 30 à 60 gram. de bon vin blanc. *Huile*, sommités fleuries 10 gram., huile d'olive 250 gram.; *dose*, comme vermifuge, 30 à 60 gram. A l'extérieur : *infusion*, en lotions, fomentations, fumigations. *Vinaigre*, sommités fleuries 10 gram. bon vinaigre de vin 120 gram.

PROPRIÉTÉS SPÉCIFIQUES. La Lavande est tonique, stimulante, excitante, résolutive et vermifuge. Elle convient dans les affections nerveuses atoniques, la débilité des organes digestifs, les catarrhes chroniques avec expectoration et sans chaleur fébrile; dans l'asthme humide, les rhumatismes anciens, la paralysie de la langue, les engorgements atoniques et les contusions ; mais on doit s'en abstenir dans tous les cas où il y a chaleur, sécheresse, fièvre ; réaction vitale, irritabilité vive, congestion vers la tête.

Lichen d'Islande. *Lichen islandicus.* Mousse d'Islande, orseille d'Islande, herbe de montagne des Irlandais. Famille *Lichénacées.*

Ce Lichen croît en touffes sur la terre, dans les prairies et dans les bois des montagnes, sur les rochers. (Septembre, octobre.)

DESCRIPTION. Ce Lichen est foliacé, sec, cartilagineux, composé de touffes serrées et entrelacées ; rouge à la base, gris blanchâtre à la partie supérieure, quelquefois cilié sur les bords de ses découpures, haut de 7 à 10 centimètres, ses fructifications sont des espèces d'écusson d'une couleur pourpre foncé.

NOTIONS CHIMIQUES. Le Lichen est inodore, d'une saveur amère très-marquée. Il contient un amidon particulier, une matière extractive amère, du sucre incristallisable, de la gomme, de la cire verte, une matière colorante extractive, un principe amylacé, du artre et du lichenate de potasse, du phosphate et du lichenate de chaux.

PARTIES USITÉES : Toute la plante.

RÉCOLTE. Il faut séparer le Lichen des corps étrangers, des mousses. Celui que l'on récolte dans les prairies est plus développé.

PRÉPARATIONS ET DOSES. A l'intérieur : *décoction,* 15 à 30 gram. par kilo d'eau réduit à 700 gram. Si l'on veut que le Lichen conserve toute son amertume, il ne faut pas le laver préalablement ; *dose,* 100 à 200 gram. coupée avec 100 ou 200 gram. de lait de vache. *Pâte de Lichen,* lichen 500 gram., gomme arabique 2 kilo 500 gram., sucre blanc 2 kilo ; privez le lichen d'une partie de son principe amer par le lavage, faites bouiller, passez avec expression, ajoutez la gomme et le sucre, et évaporez jusqu'à consistance d'une pâte ferme ; *dose,* 30 à 60 gram. *Sirop* lichen 10 gram., eau 150 gram., sucre 120 gram. ; *dose* 30 à 90 gram.

PROPRIÉTÉS SPÉCIFIQUES. Le Lichen est tonique, nutritif, excitant et adoucissant ; il convient dans les catarrhes chroniques, l'asthme humide, la débilité des organes digestifs, la toux rebelle, la coqueluche, les diarrhées et les dyssenteries, les fièvres intermittentes, et les rhumes opiniâtres, dans les convalescences, l'épuisement et la consomption.

Lycopode. *Lycopodium clavatum,* hycopode en massue.

mousse terrestre, griffe de loup, patte de loup, pied de loup, soufre végétal, herbe à la teigne. Famille des *Lycopodiacées*.

Cette plante croît sur les coteaux boisés, les bruyères, les lieux pierreux, et couverts de bois. (Juillet, août.)

DESCRIPTION. Tiges dures, rameuses, rampantes, de 60 à 120 centimètres, couvertes de petites feuilles nombreuses, courtes, presque imbriquées, étroites, toujours vertes, terminées par un poil blanc très fin. A l'extrémité de chaque rameau un pédoncule long, écailleux, terminé par deux ou trois épis droits, cylindriques, d'un blanc jaunâtre, couverts de petites écailles imbriquées renfermant dans leurs aisselles des capsules sessiles qui, à la maturité, s'ouvrent en deux ou trois valves, et laissent échapper une poussière jaunâtre inflammable très abondante.

NOTIONS CHIMIQUES Cette plante, connue sous le nom de soufre végétal, contient une huile grasse, du mucilage, de la cire, du sucre, une matière colorante extractive, de l'alumine, du fer.

PARTIES USITÉES : La poussière des capsules et la plante.

RÉCOLTE. On récolte la poussière lorsque la floraison est développée.

PRÉPARATIONS ET DOSES. A l'intérieur : *Décoction*, feuilles 60 gram., eau 500 gram. réduite à 150 gram.; *dose* 60 à 100 gram.; à l'extérieur : *poudre* comme astringent.

PROPRIÉTÉS SPÉCIFIQUES. Le Lycopode est diurétique et astringent, énergique. Il convient dans les rhumatismes, la rétention d'urine, la néphrite, l'épilepsie, la diarrhée, et la dyssenterie.

La poudre de Lycopode est principalement employée à l'extérieur pour sécher les excoriations auxquelles les personnes grasses et les enfants sont sujets; pour prévenir ou combattre l'érythème des fesses, des aînes et des cuisses, qui accompagne la diarrhée. L'eau glisse sur la peau qui en est recouverte sans la détremper, comme elle ferait sur une toile gommée; elle prévient, en outre, les adhérences dans les excoriations.

La poudre de Lycopode convient dans tous les genres d'érythèmes, l'érysipèle. On se préserve de la sueur des mains, quand on veut travailler à des ouvrages que cette sueur peut tacher ou altérer, en se les frottant souvent avec un peu de poudre de Lycopode. Ce moyen ne nuit en aucune manière à la santé.

Lierre terrestre. *Hedera terrestris vulgaris.* Clécome hédéracé, couronne de terre, herbe de Saint-Jean, rondelette, drienne. Famille *Labiées*.

Le Lierre terrestre, plante vivace, se trouve le long des haies et des murs, dans les fossés humides, les lieux frais et ombragés. (Avril-Mai.)

DESCRIPTION. Racines blanchâtres, grêles et fibreuses. Tiges menues, presque simples, quadrangulaires, rampantes à la base et redressées à la partie supérieure, surtout au moment de la floraison. Feuilles pétiolées, opposées, vertes, un peu velues, réniformes, crénelées. Pétioles des feuilles inférieures, très-longues et velues. Fleurs bleuâtres ou rosées, réunies dans l'aisselle des feuilles au nombre de 3 ou 4.

NOTIONS CHIMIQUES. Le Lierre terrestre a une odeur forte, aromatique, une saveur balsamique, amère et un peu âcre. Elle contient de l'huile essentielle et une matière résineuse-amère, un extrait muqueux d'un goût douceâtre et amer.

PARTIES USITÉES : Les feuilles et les sommités.

RÉCOLTE. Cette plante doit être récoltée à la fin de juin ou au commencement de juillet, mondée de ses tiges et de ses pétioles, séchée à l'étuve ou au soleil et conservée dans un lieu sec et à l'abri du contact de l'air.

PRÉPARATIONS ET DOSES. A l'intérieur : *Infusion*, 10 à 25 gram. par kilo d'eau bouillante. *Dose*, 60 à 150 gram. *Suc*, 30 à 80 gram. *Sirop*, suc, 100 gram., sucre, 100 gram. *Dose*, 25 à 60 gram. *Poudre*, les feuilles 2 à 4 gram. dans 40 gram. d'un liquide approprié. A l'extérieur : *Infusion* en lotions, fomentations, cataplasmes.

PROPRIÉTÉS SPÉCIFIQUES. Le Lierre terrestre est excitant, aromatique, tonique, résolutif et détersif. Il s'emploie dans les affections bronchites, atoniques, le crachement de sang ancien ou récent; dans l'asthme humide, les affections de poitrine où une expectoration muqueuse ou purulente se manifeste avec une certaine abondance et les catarrhes pulmonaires chroniques.

A l'extérieur, il s'emploie en cataplasmes sur le ventre, pour calmer les tranchées des femmes en couches; en décoction, pour déterger les ulcères et les plaies.

Lis blanc. *Lilium album vulgare.* Famille *Liliacées.*

Le Lis blanc nous vient de l'Orient; on le cultive dans les jardins. (Juillet.)

DESCRIPTION. Racine bulbeuse, jaunâtre, ovale, écailleuse en dehors, garnie en dessous de grosses fibres fasciculées ; tige simple, droite, cylindrique, haute de 60 à 90 centimètres ; feuilles éparses, sessiles, ondulées, lisses, oblongues et un peu aiguës ; fleurs d'une éclatante blancheur et d'une odeur délicieuse, pédonculées, disposées en une grappe lâche et terminale.

Notions chimiques. Les fleurs ont une odeur suave, mais en même temps forte et pénétrante. Elles contiennent un mucilage abondant, de la fécule, et quelques traces d'un principe amer.

Parties usitées : Les bulles et les fleurs fraîches.

Récolte. En tout temps pour les bulbes.

Préparations et doses. A l'intérieur : *Eau distillée*, fleurs 50 gram., eau 200 gram. ; *dose*, 50 à 100 gram. A l'extérieur : *Bulbe* en cataplasme ; *décoction*, fleurs pour lotion, fomentation et cataplasme, *huile*, fleurs 100 gram., huile d'olive 200 gram., pour frictions et onctions.

Propriétés spécifiques. Le Lis blanc est mucilagineux, émollient, maturatif, calmant, anodin et anti-spasmodique. L'eau distillée convient dans les toux nerveuses, les affections nerveuses, les irritations gastriques. L'oignon de lis sert à former des cataplasmes avec l'eau ou le lait, vulgairement employés sur les tumeurs inflammatoires ; pour diminuer la douleur et hâter la guérison des panaris, les plaies enflammées, les engelures. L'huile de Lis est employée en liniment sur les brûlures, les gerçures du mamelon ; on la fait entrer dans les cataplasmes, dans les lavements adoucissants. L'huile seule produirait, sans doute, le même effet.

Livèche. *Ligusticum levisticum vulgare.* Livèche commune, âche de montagne, persil de montagne, angélique à feuilles, d'âche seseli. Famille *Ombellifères.*

Cette plante croît sur les montagnes, elle est cultivée dans les jardins. (Juin, Juillet.)

Description. Racine grosse, d'un brun rousseâtre à l'extérieur, blanche à l'intérieur ; tiges creuses, droites, peu rameuses, hautes d'environ 2 mètres. Feuilles d'un vert peu foncé, grandes, deux fois ailées, à folioles dentées, incisées ou lobées ; fleurs jaunâtres, disposées en ombelles terminales ; fruit oblong contenant deux graînes nues, striées.

Notions chimiques. La Livèche est douée d'une odeur forte, d'une saveur âcre et aromatique. Elle contient en abondance un suc jaune gommo-résineux.

Parties usitées : Les racines et les semences,

Récolte. Ne réclame aucun soin particulier, C'est sa racine qu'on vend dans les pharmacies sous le nom de racine d'âche.

Préparations et doses. A l'intérieur : *Décoction* des racines, 15 à 20 gram. par kilo d'eau. *Dose*, 100 à 200 gram. *Infusion* des semences, 8 à 15 gram. par kilo d'eau. *Dose*, 100 à 200 gram. *Poudre* des graines, 1 à 2 gram. dans 30 gram. de vin blanc.

Propriétés spécifiques. La Livèche est tonique, excitante, antispasmodique, carminative, stomachique et emménagogue. Elle est efficace dans l'atonie de l'estomac, des voies digestives, les embarras du foie et des viscères abdominaux ; dans l'hystérie, l'atonie de l'utérus et la suppression des menstrues.

La Livèche possède les mêmes propriétés que l'angélique et l'impératoire ; elle peut remplacer plusieurs substances aromatiques qui nous viennent de l'étranger.

Marrube. *Marrubium album.* Marrube blanc, marrube commun, herbe vierge, marrochemin. Famille *Labiées.*

Cette plante vivace croît spontanément sur le bord des chemins, parmi les décombres, dans quelques lieux incultes, autour des fortifications. (Mai, octobre.)

Description. Racine ligneuse, fibrée ; tiges droites, dures, rameuses, couvertes d'un duvet blanchâtre ; feuilles épaisses, opposées, petiolées, cotonneuses, d'un vert un peu cendré, inégalement crénelées ; fleurs blanches, petites, nombreuses, disposées en verticilles aux aiselles des feuilles, accompagnées de bractées sétacées et velues ; semences nues oblongues, situées au fond du calice.

Notions chimiques. L'odeur du marrube, surtout à l'état frais, est forte, aromatique et comme musquée ; sa saveur est chaude, amère, nauséeuse et un peu âcre. Elle contient une huile volatile, un principe amer, de l'acide gallique et un peu de fer.

Parties usitées : Les feuilles et les sommités.

Récolte. Elle se fait avant le développement complet des fleurs.

Préparations et doses. A l'intérieur : *Infusion*, sommités 15 à 30 gram. par kilo d'eau, *dose*, 100 à 200 gram., *suc* exprimé 50 à 100 gram. dans 100 gram. de lait de vache et 10 gram. de miel. *Sirop* eau distillée des fleurs 30 gram., sucre 120 gram., *dose*, 30 à 90 gram. *Vin*, 30 gram. pour 1 kilo de vin blanc, *dose*, 30 à 100 gram. A l'extérieur : *décoction*, 30 à 60 gram. par kilo d'eau, pour lotions, fomentations.

PROPRIÉTÉS SPÉCIFIQUES. Le Marrube est tonique, stimulant, expectorant, emménagogue. Il est administré contre le catarrhe chronique, l'asthme humide, les bronchites, la pneumonie et la pleurésie chronique ; la toux rebelle, suite de la rougeole ou de la coqueluche et chez les personnes débilitées par l'âge ou cacochymes ; dans l'affaiblissement des organes digestifs, la dyssenterie chronique, quelques fièvres intermittentes, les fièvres muqueuses ou vermineuses, l'hystérie avec atonie, la jaunisse, le scorbut, les scrofules, les pâles couleurs, les flueurs blanches, l'infiltration séreuse du poumon, la suppression des menstrues avec atonie, la phthisie et les affections des voies urinaires.

Cette plante est employée à l'extérieur comme tonique, détersive et anti-septique, dans les engorgements œdémateux, les ulcères sordides, la gangrène.

Marjolaine. *Origanum majorana.* Marjolaine des jardins, marjolaine d'Angleterre, grand origan. Famille *Labiées.*

Cette plante vivace est cultivée dans les jardins. (Juillet, août.)

DESCRIPTION. Racine menue, ligneuse ; tiges dressées, rameuses, pubescentes, anguleuses, hautes d'environ 30 centimètres ; feuilles petites, opposées, ovales, pétiolées, d'une odeur forte, aromatique, cotonneuses, blanchâtres ; fleurs très-petites, blanches ou rosées, disposées en épis courts et terminaux dont l'ensemble forme corymbe.

NOTIONS CHIMIQUES. La Marjolaine répand une odeur pénétrante, très agréable, sa saveur est chaude, aromatique ; elle contient une matière extractive et de l'huile volatile ; elle donne à l'analyse du véritable camphre.

PARTIES USITÉES : Les feuilles et les sommités.

RÉCOLTE. Se récolte pendant la floraison. On doit la conserver dans des boîtes bien fermées, et à l'abri de l'humidité.

PRÉPARATIONS ET DOSES. A l'intérieur : *infusion* théiforme 5 à 10 gram. par kilo d'eau ; *dose* 100 à 200 gram. ; *sirop* sommités 10 gram., eau 100 gram., sucre 100 gram. ; *dose* 50 à 100 gram. A l'extérieur : *pommade* huile essentielle des sommités 15 gram., axonge 15 gram., *poudre* comme sternutatoire.

PROPRIÉTÉS SPÉCIFIQUES. La Marjolaine est tonique, stimulante, apéritive, aromatique et anti-spasmodique ; elle convient dans les affections atoniques de l'estomac et des intestins, dans les maladies du cerveau, les affections nerveuses, la paralysie, les vertiges, l'épilepsie, l'hystérie et les affections atoniques de l'utérus.

Matricaire. *Matricaria parthenium vulgaris.* Matricaire officinale, matricaire vulgaire, matricaire odorante, espargoutte. Famille *Synanthérées.*

Cette plante bis-annuelle, croît communément dans les champs, les décombres, on la cultive dans les jardins, (Juin, août.)

DESCRIPTION. Racines blanches, fibreuses, un peu épaisses, très-rameuses; tiges droites, lisses, fermes, cannelées, hautes de 60 à 80 centimètres; feuilles alternes, pétiolées, d'un vert un peu cendré, bi-tripinnatiséquées; fleurs pédonculées, disposées en corymbes à l'extrémité des rameaux et des tiges; semences oblongues dépourvues d'aigrettes.

NOTIONS CHIMIQUES. L'odeur de la Matricaire est forte, résineuse et désagréable, sa saveur chaude, amère et un peu âcre. Elle contient de la résine unie à un mucilage amer, et une huile volatile de couleur bleue.

PARTIES USITÉES : L'herbe entière et les sommités fleuries.

RÉCOLTE. L'herbe est souvent employée fraîche. On cueille les sommités pour les conserver, avec une partie des tiges et des feuilles. On doit préférer les fleurs doubles, parce qu'elles ont plus d'arôme et par conséquent plus de vertu.

PRÉPARATIONS ET DOSES. A l'intérieur : *Infusion* 5 à 15 gram. par kilo d'eau; *dose* 100 à 200 gram.; *suc* exprimé 15 à 60 gram.; *sirop* 10 gram., eau 200 gram., sucre 200 gram.; *dose* 30 à 90 gram.; *poudre*, 2 à 5 gram. dans 60 gram. de vin blanc; à l'extérieur, *décoction* ou *infusion* 15 à 30 gram. par kilo d'eau pour lavements, 30 à 60 gram. pour lotions, fomentations et injections; feuilles en cataplasmes.

PROPRIÉTÉS SPÉCIFIQUES. La Matricaire est tonique, stimulante, emménagogue, et antispasmodique; elle convient dans l'hystérie, chez les femmes cacochimes et languissantes, lorsqu'il n'existe ni pléthore locale trop prononcée, ni irritation phlegmasique; dans l'atonie de l'utérus, les flueurs blanches, la suppression des menstrues, les affections utérines, les coliques nerveuses, les météorismes chez les femmes vaporeuses.

La Matricaire ne mérite pas l'oubli auquel l'ont condamnée la mode et le luxe pharmaceutique de nos jours.

Mauve. *Malva sylvestris vulgaris,* grande mauve, mauve commune. Famille *Malvacées.*

Cette plante vivace est répandue partout dans les campagnes, les lieux incultes, sur le bord des chemins. (Juin, juillet, août, septembre).

DESCRIPTION. Racines simples, épaisses, blanchâtres, un peu fibreuses, profondément enfoncées en terre ; tiges nombreuses, pubescentes, divisées en rameaux lâches et étalés ; feuilles alternes, pétiolées, réniformes, vertes, molles, échancrées à leur base, présentant 2 ou 7 lobes obtus ; fleurs grandes, pédonculées, purpurines, axillaires, éclosant pendant tout l'été.

NOTIONS CHIMIQUES. La mauve est inodore, sa saveur fade et herbacée ; elle contient une grande quantité de mucilage visqueux, doux et nutritif.

PARTIES USITÉES : Les feuilles, les fleurs, quelquefois les racines.

RÉCOLTE. On récolte les fleurs pendant l'été ; les feuilles, pour être conservées, sont cueillies au mois de juin ou de juillet.

PRÉPARATIONS ET DOSES. A l'intérieur : *infusion* ou décoction des fleurs 10 à 15 gram. par kilo d'eau ; *dose* 100 à 200 gram. ; *infusion* ou *décoction* des feuilles ou des racines 15 à 30 gram. par kilo d'eau ; *dose* 100 à 200 gram. A l'extérieur : *décoction* plus ou moins forte pour bains, lotions, lavements, fomentations, injections, gargarismes, collyres, pulpe en cataplasmes.

PROPRIÉTÉS SPÉCIFIQUES. La Mauve est émolliente, adoucissante par excellence ; elle est d'un usage ordinaire tant à l'intérieur qu'à l'extérieur, dans toutes les phlegmasies aiguës, surtout dans celles de la poitrine, des voies gastriques et urinaires, de la peau, des yeux, dans les constipations opiniâtres, les irritations des voies biliaires, la toux sèche, les affections des voies respiratoires ; à l'extérieur : dans les inflamations externes, le phlegmon, les érythèmes et les affections de la peau. La *décoction* est donnée en lavement dans les irritations et les inflammations des viscères abdominaux.

Melilot. *Trifolium melilotus officinalis.* Trèfle de cheval, mirlirot. Famille *Légumineuses.*

Cette plante annuelle croît le long des chemins et des haies. (Juin, juillet.)

DESCRIPTION. Racine à fibres menues et courtes ; tige droite, herbacée, rameuse, creuse, atteignant quelquefois un mètre 50 centimètres de hauteur ; feuilles alternes, pétiolées, glabres, d'un vert foncé, dentées, lancéolées, munies de deux stipules à la base du pétiole ; fleurs petites, jaunes, quelquefois blanches, papilionacées, disposées en une grappe allongée, axillaires; fruits : goussés pendantes, glabres, noirâtres, renfermant une ou deux semences un peu arrondies,

NOTIONS CHIMIQUES. Le Mélilot est d'une odeur suave, d'une saveur herbacée et mucilagineuse, amère, un peu âcre et légèrement styptique quand on le mâche.

PARTIES USITÉES : Sommités fleuries.

RÉCOLTE. Elle se fait au mois de juin ou de juillet. On la porte au séchoir en petit paquets ou en guirlandes. On doit, pour la conserver, la tenir dans des boîtes bien fermées à l'abri de l'humidité.

PRÉPARATIONS ET DOSES. A l'intérieur : *infusion* 15 à 30 gram. par kilo d'eau ; *dose*, 100 à 200 gram. *Sirop*, sommités fleuries 10 gram., eau 100 gram., sucre 100 gram. ; *dose*, 60 à 150 gram. A l'extérieur : *décoction* pour lotions, fomentations, lavements; *feuilles* en cataplasmes. *Huile anodine*, sommités fleuries 10 gram., huile d'olive 100 gram. en digestion au bain-marie pendant deux heures, comme anodine à l'extérieur.

PROPRIÉTÉS SPÉCIFIQUES. Le Mélilot est tonique, stimulant, anodin, émollient, béchique, carminatif et résolutif. On l'emploie dans les rhumatismes, l'inflammation des viscères abdominaux, la colique, les inflammations du bas-ventre, des reins, de la vessie, la rétention d'urine et les douleurs utérines qui précèdent et suivent l'accouchement.

Mélisse. *Melissa officinalis.* Mélisse officinale, mélisse citronelle, herbe de citron, piment des ruches. Famille *Labiées.*

Cette plante vivace croît spontanément aux lieux incultes, le long des haies, sur le bord des bois ; on la cultive dans les jardins. (Juin, juillet.)

DESCRIPTION. Racines grêles, cylindriques, dures, un peu rameuses et fibreuses ; tiges glabres, tétragones, rameuses, hautes d'environ 75 centimètres ; feuilles opposées, pétiolées, ovales, quelquefois cordiformes, d'un vert foncé, dentées à leurs bords ; fleurs petites, blanches ou d'un rouge violacé, demi-verticilées, pédicellées à l'extrémité d'un pédoncule commun, munies de quelques bractées.

NOTIONS CHIMIQUES. Toutes les parties de la mélisse exhalent, lorsqu'on les froisse entre les doigts, une odeur agréable de citron, odeur qui se change légèrement en celle de punaise quand la végétation est très-avancée ; sa saveur est chaude , peu amère et aromatique. Elle contient une huile volatile blanche , une matière extractive et amarescente.

PARTIES USITÉES : Les feuilles et sommités.

RÉCOLTE. La récolte de la mélisse se fait en mai ou plus tard , pourvu qu'elle soit encore en fleurs. Elle doit être bien garnie de fleurs et pas trop grande. Après l'avoir mondée et disposée en guirlandes privées des racines , des tiges et des pétioles , on la fait sécher au soleil , ou mieux à l'étuve, ensuite on les conserve dans un lieu sec. L'humidité les rend molles et noirâtres.

PRÉPARATIONS ET DOSES. A l'intérieur : *Infusion* , à vase clos des sommités fleuries, 4 à 10 gram. par 500 gram. d'eau ; *dose* , 100 à 150 gram. ; *sirop*, sommités 10 gram., eau 100 gram. , sucre 100 gram. ; *dose* , 60 à 150 gram. *Vin*, sommités et feuilles 60 gram. par kilo de bon vin blanc ou rouge ; *dose*, 100 à 200 gram.

PROPRIÉTÉS SPÉCIFIQUES. La mélisse est tonique, stimulante, apéritive et antispasmodique. On l'emploie généralement dans les affections nerveuses , l'hystérie, les palpitations , les cardialgies, les spasmes, l'hypocondrie, la paralysie, les vertiges , la mélancolie, la migraine , la manie , l'asthme humide , le catarrhe chronique chez des vieillards lymphatiques ; dans la goutte vague et les rhumatismes anciens. L'infusion théiforme de mélisse est d'un usage très-utile dans l'atonie de l'estomac et des organes digestifs , les indigestions et les flatuosités.

Comme toutes les plantes excitantes , la mélisse est nuisible quand il y a chaleur , douleur , soif , en un mot, irritation.

Menthe. *Mentha piperita.* Menthe poivrée , menthe anglaise, Famille *Labiées.*

La Menthe poivrée est cultivée dans les jardins , où elle se propage abondamment. (Juillet, septembre.)

DESCRIPTION. Racines longues, traçantes, fibreuses ; tiges nombreuses, droites, quadrangulaires , légèrement pubescentes, à rameaux axillaires, hautes d'environ 50 centimètres ; feuilles opposées, pétiolées, dentées en scie, d'un vert foncé en dessus , légèrement pileuses en dessous ; fleurs petites, rougeâtres ou violacées disposées en verticiles formant un épi court, cylindrique , terminal.

NOTIONS CHIMIQUES. La Mente poivrée est douée d'une odeur vive, camphrée , balsamique, expansive ; sa saveur est chaude ,

6

poivrée et camphrée. Elle contient une grande quantité d'huile volatile , de l'extractif, une matière résineuse et du camphre.

Parties usitées : Les feuilles.

Récolte. Les feuilles de cette plante se récoltent en juillet, un
peu avant la floraison.

On les emploie sèches ; elles doivent être conservées dans un
lieu sec.

Préparations et doses. A l'intérieur : *Infusion* des feuilles sèches à vases clos, 4 à 8 gram. d'eau chaude et sucrée à prendre
par petites tasses de temps en temps ; *sirop* feuilles 5 gram., eau
200 gram. , sucre 200 gram. ; *dose* 30 à 60 gram. par petites
cueillerées ou étendu dans une tisane ; *poudre* 50 centigram. à 1
gram., délayée dans un liquide approprié. A l'extérieur : *Infusion*
plus ou moins chargée pour lotions, fomentations ; *pulpe* préparée
avec les feuilles fraîches pour cataplasme ; *poudre* en sachet.

Propriétés spécifiques. La Menthe poivrée est tonique, stimulante, excitante et anti-spasmodique puissant. La Menthe poivrée
convient dans l'atonie de l'estomac et des organes digestifs, les
flatuosités, les hoquets, la tympanite nerveuse, qui se manifestent souvent chez les gastralgiques, les chlorotiques, les hystériques, les hypocondriaques. Elle convient aussi dans les fièvres
périodiques avec symptômes nerveux, l'asphyxie, l'asthme humide,
la paralysie, l'hystérie, les tremblements et les vomissements
nerveux ,les coliques utérines, certaines névroses abdominales et
les céphalalgies nerveuses.

La Menthe poivrée est utile toutes les fois qu'il s'agit de fortifier les organes, de ranimer les fonctions dans la débilité générale
ou locale , et, par conséquent, de rappeler l'écoulement menstruel quand il y a inertie de l'utérus, de faciliter l'expectoration,
de ramener la transpiration cutanée chez les sujets lymphatiques,
les vieillards cacochymes.

L'infusion théiforme de menthe convient aux femmes enceintes
qui éprouvent des accidents nerveux, de l'insomnie; elle favorise
le flux menstruel chez les femmes d'une complexion faible, déli-
cate, convient aussi dans les fièvres typhoïdes qui prennent la
forme muqueuse, pour s'opposer à l'élément putride et nerveux
que prennent ces fièvres vers les dernières périodes ; elle convient
également aux vieux goutteux tourmentés par les vents , par les
douleurs vagues, surtout lorsqu'il y a débilité générale.

Lorsqu'on veut obtenir de grands effets de cette plante, on la donne en poudre à la dose de 60 centigram. à 1 gram. dans une petite quantité d'eau ou dans tout autre liquide approprié chaud et sucré. Cette manière de l'administrer-convient surtout dans le traitement des fièvres nerveuses et des fièvres intermittentes.

A l'extérieur, on applique la pulpe préparée en cataplasmes comme résolutive sur les engorgements laiteux des mamelles; l'*in-fusion* aqueuse ou vineuse, convient dans les engorgements froids, les contusions, les ulcères atoniques, en fomentation et lotion. L'infusion des feuilles de menthe associées aux sommités fleuries de lavande, est un précieux vermifuge tonique pour les enfants.

Ményanthe. *Menyanthes trifoliata*, trèfle aquatique, trèfle d'eau, ményanthe trifoliée, ményanthe à feuilles ternes. Famille *Gentianacées*.

Cette plante vivace habite les marais, les étangs, les fossés humides. (Mai, juin).

DESCRIPTION. Racine souche épaisse, cylindrique, rampante, marquée de cicatrices provenant de la chute des feuilles et couverte de fibres presque simples, assez nombreuses; feuilles longuement pétiolées, composées de trois folioles glabres, ovales, d'un vert foncé; fleurs formant une belle grappe à l'extrémité d'une hampe droite d'environ 25 centimètres de hauteur; chaque fleur, d'un blanc rosé, quelquefois purpurine à l'extérieur, pédicellée et accompagnée d'une bractée ovale.

NOTIONS CHIMIQUES. Le Trèfle d'eau, d'une odeur faible, d'une saveur nauséabonde et très amère, contient une fécule verte, de l'extractif amer, une gomme brune, de l'albumine et une matière animale.

PARTIES USITÉES : L'herbe entière.

RÉCOLTE. On se sert de la plante à l'état frais pendant la belle saison. On récolte les feuilles à la fin de l'été pour les conserver, séchées avec soin.

PRÉPARATIONS ET DOSES. A l'intérieur : *décoction* ou *infusion* 15 à 30 gram. par kilo d'eau; *dose* 100 à 200 gram. : *suc exprimé* 30 à 100 gram.; *Sirop* feuilles 10 gram., eau 100 gram., sucré 100 gram.; *dose* 30 à 100 gram. A l'extérieur : *décoction* pour lotions, fomentations, feuilles en cataplasme.

PROPRIÉTÉS SPÉCIFIQUES. Le Trèfle d'eau est amer, tonique, fébrifuge, antiscorbutique, dépuratif, emménagogue et vermifuge;

on l'emploie dans les affections atoniques du tube digestif, les scrofules, le scorbut, la goutte, le rhumatisme chronique, les affections vénériennes, les maladies de la peau anciennes, les fièvres intermittentes, les cachexies, l'empâtement et les engorgements des viscères abdominaux, les maladies éruptives et les affections vermineuses. A l'extérieur, le Trèfle d'eau s'emploie dans les ulcères atoniques, scorbutiques et scrofuleux.

Mercuriale. *Mercurialis annua mas.* Mercuriale annuelle ou officinale, foirole, foirande, ortie bâtarde, rinberge. Famille *Euphorbiacées.*

La Mercuriale annuelle se rencontre dans les jardins négligés, les lieux cultivés, parmi les décombres, dans les terrains pierreux. (Mai, juillet).

DESCRIPTION. Racines blanchâtres, fibreuses ; tige droite, glabre, cylindrique, à rameaux opposés, haute de 30 à 40 centimètres ; feuilles opposées, pétiolées, ovales, lancéolées, très-glabres, d'un vert clair, aiguës et dentées à leur circonférence ; fleurs dioïques. Individus mâles, à fleurs disposées par paquets sessiles sur des épis grêles, allongés, axillaires, pédonculés ; fruits capsules à deux coques bivalves, renflées et couvertes de quelques poils raides blanchâtres, à deux semences.

NOTIONS CHIMIQUES. La Mercuriale a une odeur fétide, une saveur amère et salée très-désagréable. Elle contient un principe amer purgatif, de la chlorophylle, de l'albumine végétale, une substance grasse blanche, une huile volatile, de l'acide pectique, du ligneux, quelques sels et de l'ammoniaque.

PARTIES USITÉES : L'herbe entière.

RÉCOLTE. Cette plante s'emploie fraîche. La dessiccation lui ôte ses propriétés. Lorsqu'elle commence à jaunir, elle a beaucoup moins d'énergie.

Elle reste verte longtemps dans les jardins.

PRÉPARATIONS ET DOSES. A l'intérieur : *Décoction,* 20 à 50 gram. par kilo d'eau ; *dose,* 100 à 200 gram. *Suc* exprimé, 30 à 100 gram. ; *sirop,* suc exprimé 100 gram., sucre 100 gram. ; *dose,* 60 à 100 gram. A l'extérieur : *Décoction* en fomentations, lotions ; feuilles en cataplasme ; *décoction* pour lavement avec addition d'un peu de miel.

PROPRIÉTÉS SPÉCIFIQUES. La Mercuriale est émolliente, laxative et légèrement purgative. Elle est efficace dans les fièvres continues et intermittentes, les irritations et inflammations de l'estomac, des intestins, des viscères abdominaux et de la vessie; dans les constipations opiniâtres et les embarras de la grossesse pénible accompagnée d'irritation et d'inflammation.

Millefeuille. *Achillea millefolium.* Millefeuille commune, herbe aux charpentiers, herbe aux coupures, sourcil de Vénus. Famille *Synanthérées.*

Cette plante vivace abonde dans les champs, aux lieux incultes et sur le bord des chemins. (Juin, juillet, août.)

Description. Racine traînante, noirâtre, fibreuse; tiges droites, velues, cannelées, hautes de 50 à 60 centimètres; feuilles longues et étroites, pubescentes, à découpures nombreuses, sessiles, alternes, d'une odeur aromatique; fleurs blanches ou rosées, en capitules petits et nombreux, formant des corymbes terminaux compactes; fruits, alzènes ovoïdes dépourvus d'aigrette.

Notions chimiques. La Millefeuille a une odeur aromatique très-faible; sa tige et ses feuilles ont une saveur astringente, amère et ses fleurs un goût amer et légèrement aromatique. Elle contient du camphre, une huile volatile très-pénétrante et un principe résineux amer.

Parties usitées : Les feuilles, les sommités fleuries, la racine.

Récolte. Elle doit être faite, pour les feuilles et les sommités, pendant la floraison. La racine se récolte plus tard.

Préparations et doses. A l'intérieur : *Infusion*, sommités 15 gram. par 400 gram. d'eau bouillante; *dose*, 200 gram.; *suc* exprimé, 50 à 100 gram. *Sirop*, feuilles et sommités fraîches 10 gram., eau 60 gram., sucre 120 gram.; *dose*, 30 à 60 gram. A l'extérieur : *décoction*, de 30 à 60 gram. par kilo d'eau, pour lotions, fomentations, bains, lavements.

Propriétés spécifiques. La Millefeuille est tonique, stimulante, antispasmodique, emménagogue, fébrifuge. Elle s'emploie dans les affections nerveuses atoniques, les hémorrhagies passives, les flux muqueux, la suppression des règles, les fièvres intermittentes, les affections catarrhales chroniques, dans l'épilepsie, l'hystérie, l'hypocondrie, la cardialgie, les coliques venteuses ou spasmodiques, les affections rhumatismales, calculeuses et les convulsions nerveuses des enfants.

Le *suc*, *l'infusion aqueuse ou vineuse* de la Millefeuille ranime, déterge et dispose à la cicatrisation, les ulcères sordides et atoniqués, les meurtrissures profondes et les gerçures qui ont leur sièges au pourtour du mamelon des nourrices.

Muguet. *Convallaria maialis. Lilium convallium album.* Muguet de mai, lis des vallées, muguet des bois. Famille *Asparagacées.*

Cette plante vivace vient spontanémont dans les bois, dans les lieux ombragés. On la cultive dans les jardins. (Avril, mai.)

DESCRIPTION. Hampe grêle, striée, haute de 15 à 20 centimètres et portant à son sommet une douzaine de petites fleurs suspendues à un léger pédoncule ; feuilles au nombre de deux, radicales, amplexicaules, ovales-lancéolées; fleurs blanches, pédonculées, en forme de grelot, alternes, dirigées toutes du même côté ; fruit, baie sphérique, tacheté avant sa maturité, puis rouge quand il est mûr, à 3 loges monospermés.

NOTIONS CHIMIQUES. Les fleurs desséchées ont perdu leur principe odorant ; elles ont alors une saveur âcre, amère et nauséeuse qu'elles communiquent à leur infusion aqueuse. La racine et les baies sont également âcres, d'une amertume intense.

PARTIES USITÉES : La racine, les fleurs et les baies.

RÉCOLTE. On récolte les fleurs au moment où elles s'ouvrent ; la racine en toute saison. Il faut, pour conserver les fl eurset la racine, les faire sécher avec précaution à l'étuve.

PRÉPARATIONS ET DOSES. A l'intérieur : *infusion*, des fleurs fraîches de 8 à 20 gram. par kilo d'eau ; *dose*, 100 à 200 gram. ; *sirop*, fleurs 10 gram., eau 30 gram., sucre, 50 gram. ; *dose*, 30 à 60 gram. ; *poudre des baies*, 3 à 15 gram. contre l'épilepsie.

PROPRIÉTÉS SPÉCIFIQUES. Le Muguet est tonique, stimulant, légèrement purgatif et anti-spasmodique. On l'emploie dans la migraine, les convulsions, l'épilepsie et les fièvres intermittentes, dans les embarras gastriques.

Nerprun. *Rhamnus catharticus*, nerprun purgatif, nerprun cathartique, nerprun officinal, bourg-épine, épine de cerf, noirprun. Famille *Rhamnacées.*

Cet arbrisseau est très commun dans les taillis, dans les haies et dans les forêts ; tous les terrains et toutes les expositions lui conviennent. (Avril, mai).

DESCRIPTION. Racine ligneuse; tige droite, rameuse, à branches épineuses, d'environ 3 mètres de hauteur ; feuilles alternes, pétiolées, d'un beau vert, arrondies ou ovales, finement dentées

à leurs bords , à nervures parallèles et convergentes ; fleurs petites, d'un blanc terne , très souvent dioïques , réunies en bouquets
dans l'aisselle des feuilles ; fruits : baies de la grosseur d'un pois,
charnues, arrondies, vertes d'abord, puis noires en mûrissant, et
contenant quatre semences dures.

Notions chimiques. Les baies de Nerprun sont remplies d'un suc
vert , devenant d'un rouge violet très foncé, d'une odeur désagréable , d'une saveur amère , âcre et nauséeuse. Le suc contient
de la rhamnine, de l'acide acétique, du mucilage, du sucre et une
matière azotée.

Parties usitées : Les baies.

Récolte. Ces baies se récoltent en octobre lorsqu'elles sont
mûres, ce que l'on reconnaît lorsqu'elles s'écrasent aisément entre
les doigts, et qu'elles donnent un suc rouge et gluant , qui passe
au vert dès qu'il est en contact avec l'air.

Préparations et doses. A l'intérieur : *décoction* 20 à 30 baies
par kilo d'eau ; *dose* 100 à 200 gram. ; *suc* exprimé des baies de
8 à 30 gram. ; *sirop* suc de baies 10 gram. ; sucre 20 gram. ;
dose de 30 à 50 gram. A l'extérieur : *suc* en lavement de 50 à
100 gram. délayé dans de l'eau.

Propriétés spécifiques. Les baies de Nerprun sont un purgatif
drastique énergique , commode et sûr. On l'emploie dans les hydropisies , apoplexies, congestions cérébrales , paralysies ; comme
révulsif , dans les embarras gastriques, les engorgements des viscères abdominaux et les affections des voies urinaires. Cette pur-
gation est douce et ne cause aucune tranchée.

Nigelle. *Nigella sativa,* nigelle de grète, nielle de l'Archipel,
toute-epice, barbe de capucin, nigelle romaine. Famille *Renonculacées.*

Cette plante est cultivée dans les jardins. (Juin-août).

Description. Racine petite, blanchâtre, rameuse, tige droite ,
striée, légèrement velue, rameuse, de 25 à 30 centimètres ; feuilles alternes, sessile, à divisions linéaires , aiguës, inégales; fleurs
bleues ou blanchâtres , solitaires à l'extrémité des rameaux ; semences noires ou grisâtres , rudes, comme chagrinées , obtuses
d'un côté, pointues de l'autre.

Notions chimiques. La Nigelle est d'une odeur aromatique ,
d'une saveur âcre, piquante ; elle contient une matière aromatique
et un principe insipide.

PARTIES USITÉES : La semence.

RÉCOLTE. Doit être récoltée bien mûre.

PRÉPARATIONS ET DOSES. A l'intérieur : *décoction* 10 à 20 gram. par 500 gram. d'eau ; *dose* 60 à 150 gram. ; *sirop* semences en poudre 15 gram., sucre 150 gram., eau 200 gram. ; *dose* 30 à 60 gram. ; *poudre* 10 à 20 gram. dans 100 ou 200 gram. de bon vin blanc.

PROPRIÉTÉS SPÉCIFIQUES. Les semences de Nigelle sont toniques, stimulantes, apéritives et emménagogues ; on l'emploie dans l'atonie de l'estomac et des organes digestifs, l'engorgement du foie et des viscères abdominaux, dans la suppression des règles, l'atonie de la vessie, de l'utérus.

Noyer. *Juglans regia nux vulgaris.* Noyer royal, noyer commun, noyer cultivé, goguer, gauquier. Famille *Juglandées.*

Ce grand et bel arbre se trouve dans toutes les contrées de la France. (Juin, juillet.)

DESCRIPTION. Racines ligneuses ; cîme large et touffue ; bois dur ; rameaux de couleur verdâtre ou cendrée ; feuilles grandes, alternes, sessiles, glabres, d'un brun-verdâtre ; fleurs monoïques, les mâles disposées en longs chatons cylindriques, pendants, d'un brun verdâtre, les feuilles axillaires, presque sessiles, situées à l'extrémité des rameaux ; fruits, drupes ovales, un peu globuleux, renfermant une noix à deux vulves enveloppée d'un brou vert et épais.

NOTIONS CHIMIQUES. Les feuilles de Noyer ont une odeur très forte, aromatique, quand on les froisse entre les doigts, leur saveur, ainsi que celle des fleurs, est un peu amère, résineuse et piquante ; l'écorce verte des fruits et les feuilles contiennent de l'amidon, de la chlorophylle, du sucre, une huile volatile, de l'acide malique, de l'acide citrique, des sels, du tannin, et une matière âcre et amère,

PARTIES USITÉES : Les feuilles, les fleurs et les fruits verts, en maturité.

RÉCOLTE. Les feuilles et les fleurs se récoltent au printemps, les fruits verts au mois de juillet. Les feuilles sèches conservent leurs propriétés.

PRÉPARATIONS ET DOSES. A l'intérieur : *infusion* des feuilles fraîches ou sèches 15 à 20 gram. par kilo d'eau ; *dose* 100 à 200 gram. ; *décoction* de brou ou écorce des fruits verts ou secs, de 30 à 60 gram. par kilo d'eau ; *dose* 60 à 150 gram. ; *sirop* feuilles ou fleurs 10 gram., sucre 100 gram., eau 100 gram., *dose* de 20 à 60 gram. ; *poudre* des feuilles 10 gram. dans 200 gram. de vin blanc ou rouge ; *dose* 60 à 150 gram. A l'extérieur : feuilles sèches ou fraîches, en *décoction*, pour bains, lotions, injections, fumigations, cataplasmes, pansements.

PROPRIÉTÉS SPÉCIFIQUES. Les différentes parties du Noyer sont toniques, astringentes, sudorifiques, détersives. On les emploie dans la débilité lymphatique, les scrofules, les affections herpétiques et vénériennes, la jaunisse, les ulcères atoniques, scorbutiques, scrofuleux, les aphtes, les embarras gastriques, les engorgements des viscères abdominaux, les affections vermineuses, dans l'atonie de l'estomac et des organes digestifs, l'atonie et le relâchement de l'utérus.

Les meilleurs médecins constatent journellement les bons effets de l'emploi des feuilles de Noyer dans les affections que nous venons d'énumérer.

Nummulaire. *Lysimachia nummularia,* herbe aux écus, monnoyère, herbe à cent maux. Famille *Primulacées.*

Cette plante vivace est très commune dans les bois, les prés, sur le bord des ruisseaux. (Juin, juillet).

DESCRIPTION. Racine fibreuse; tiges rampantes, couchées, glabres, un peu rameuses, hautes de 25 à 40 centimètres ; feuilles opposées, ovales, entières, courtement pétiolées ; fleurs jaunes, grandes, axillaires, solitaires ; fruit : capsule globuleuse, enveloppée et cachée par le calice.

NOTIONS CHIMIQUES. La Nummulaire a une saveur austère et un peu acide. Elle paraît contenir du tannin. La dessiccation lui fait perdre une grande partie de sa saveur.

PARTIES USITÉES : L'herbe entière.

RÉCOLTE. Elle se fait pendant toute la belle saison; sa dessiccation n'offre rien de particulier.

PRÉPARATIONS ET DOSES. A l'intérieur : *infusion* ou *décoction* 30 à 60 gram. par kilo d'eau ; *dose* 100 à 200 gram. ; *suc* exprimé 50 à 100 gram. ; *vin* 30 à 60 gram. pour 1 kilo de vin; *dose* 60 à 120 gram.

PROPRIÉTÉS SPÉCIFIQUES. La Nummulaire est tonique et astringente ; elle s'emploie avec succès dans le crachement de sang, l'hématurie, les pertes utérines, les écoulements immodérés des

hémorrhoïdes, le scorbut, les hémorrhagies scorbutiques, la diarrhée, la dyssenterie et la phthisie pulmonaire.

Oranger. *Citrus aurantium.* Famille *Aurantiacées.*

Cet arbre est cultivé en caisse dans les jardins. (Juin, juillet).

DESCRIPTION. Racine épaisse, branchue, jaune en dedans, bois
dur, d'un blanc jaunâtre ; tige ramifiée presque dès la base, à
rameaux réunis en cîme touffue, s'élevant dans les pays chauds
jusqu'à 8 à 12 mètres de hauteur ; feuilles alternes, persistantes,
pétiolées, ovales-lancéolées, glabres, luisantes, portées sur un
pétiole bordé d'une aile foliacée, cordiforme ; fleurs blanches,
très-odorantes ; disposées en bouquets à l'extrémité des rameaux.

NOTIONS CHIMIQUES. Les feuilles d'oranger ont une saveur chaude
et amère ; elles exhalent, quand on les presse, une odeur fragrante,
agréable. Elles contiennent une huile volatile très-suave, un principe amer et âcre. Les fleurs d'oranger, et non d'orange, ont aussi
une saveur amère et sont remarquables par l'extrême suavité de
leur odeur. Elles contiennent un principe amer, jaune, une matière
gommeuse, de l'albumine, de l'acide acétique, de l'acétate de
chaux et une huile essentielle.

PARTIES USITÉES : Les feuilles et les fleurs,.

RÉCOLTE. On fait sécher à l'ombre les feuilles que l'on cueille
sur les orangers, celles qui sont tombées naturellement, ont perdu
une partie de leurs qualités ; on les conserve dans un lieu sec, à
l'abri de la lumière. Il faut rejeter les feuilles jaunies ou tachetées. Celles que l'on cueille sur des arbres venus en pleine terre,
ont beaucoup plus de vertus que les feuilles de nos orangers élevés
en caisse. On peut employer les feuilles d'oranger fraîches.

PRÉPARATIONS ET DOSES. A l'intérieur : *Infusion*, des fleurs ou
des feuilles 4 à 8 gram. pour 500 gram. d'eau ; *dose*, 60 à 150
gram. ; *décoction*, 20 feuilles pour 100 gram. d'eau avec un peu
de vin et de sucre comme anti-épileptique. *Eau distillée* de fleurs
dans un liquide approprié ; *dose*, 30 à 200 gram. ; *sirop*, eau de
fleurs 100 gram., sucre très-blanc, 180 gram, pour édulcorer les
tisanes. *Sirop d'écorce* d'oranges amères, 20 gram., eau bouillante 70 gram., sucre 100 gram., après 12 heures d'infusion, passez avec expression, filtrez et faites fondre le sucre à vase clos ;
dose, de 15 à 60 gram. A l'extérieur : *pulpe* cuite en cataplasme.

PROPRIÉTÉS SPÉCIFIQUES. Les feuilles et fleurs d'oranger sont
toniques, stomachiques, fébrifuges, vermifuges, sudorifiques et

anti-spasmodiques. On les emploie avec avantage dans la débilité des organes digestifs, les flatuosités, l'atonie de l'estomac, les maladies nerveuses et convulsives, l'hystérie, l'hypocondrie, les toux spasmodiques, les palpitations, la cardialgie, les céphalalgies nerveuses, les fièvres typhoïdes, l'épilepsie, les coliques nerveuses ; dans les fièvres intermittentes ordinaires, les affections vermineuses, les flux immodérés des menstrues, la diarrhée, la dyssenterie, les irritations gastriques et génito-urinaires.

Orchis mâle. *Orchis mascula foliis major.* Patte de loup, salep français. Famille *Orchidacées.*

L'Orchis mâle, plante vivace, croît dans les bois et dans les prairies humides. (Avril, mai.)

DESCRIPTION. Racine composée de deux tubercules charnus, ovales, allongés, inégaux, surmontés de plusieurs fibres radicales simples ; tige droite, simple, glabre, cylindrique, nue dans la partie supérieure ; feuilles alternes, oblongues, engaînantes, luisantes, d'un vert clair, quelquefois parsemées de taches noires, réunies à la base de la tige ; fleurs purpurines disposées en un bel épi terminal, de 10 à 12 centimètres de longueur ; fruits à trois côtés, contenant de très-petites graines assez semblables à de la sciure de bois.

NOTIONS CHIMIQUES. L'Orchis mâle offre une légère odeur hircine, surtout lorsqu'il est réduit en poudre. Il contient de la fécule, de la gomme, de la bassorine, du sel marin et du phosphate de chaux.

PARTIES USITÉES : Les tubercules.

RÉCOLTE. L'Orchis se récolte en juillet, lorsque les fleurs et la tige meurent, on choisit les bulbes les plus beaux, on les dépouille de leurs fibres et de leur enveloppe, on les lave à l'eau froide, on les essuie, et on les fait tremper pendant quelques minutes dans l'eau bouillante, on les égoutte, on les enfile en manière de chapelet et on les expose au soleil, où elles acquièrent une consistance cornée ; ensuite on les réduit aisément en poudre et on en obtient une farine aussi blanche et aussi pure que le salep, qu'on fait venir à grands frais de la Perse et de la Turquie.

PRÉPARATIONS ET DOSES. Le Salep préparé s'emploie comme aliment en gelée, soit avec le bouillon, soit avec l'eau ou le lait ; 5 gram. de salep pour 300 gram. de liquide. On en met 3 gram. dans le chocolat préparé à l'eau ou au lait, on en fait des pâtes en y ajoutant du sucre et des aromates,

PROPRIÉTÉS SPÉCIFIQUES. Le salep français est tonique, stomachique, adoucissant et très nutritif. Cet aliment convient dans les irritations de poitrine, la phthisie, le crachement de sang, la fièvre hectique, le marasme, l'épuisement produit par l'abus des plaisirs vénériens, par de grands travaux, par une diète prolongée ; dans la convalescence, l'irritation des voies digestives, l'extrême susceptibilité de l'estomac, la diarrhée et la dyssenterie chronique.

La *décoction*, 4 gram. de salep sur 500 gram. d'eau, en boisson, convient dans les mêmes cas.

Orge. *Hordeum vulgare.* Orge commune, orge cultivée, orge de printemps et d'hiver, grosse orge, sucrion, scourgeon. Famille *Graminées*.

Cette plante annuelle est cultivée dans les terrains maigres. (Mai, juin.)

DESCRIPTION. Racine composée d'une grande quantité de petites fibres radicales ; tiges droites, glabres, articulées, hautes de 1 mètre et même quelquefois plus ; feuilles longues, aiguës, d'un vert clair, un peu rudes à leurs deux faces, glabres sur leur gaîne ; fleurs formant un épi un peu comprimé, presque à quatre faces, long d'environ 6 centimètres ; fruit, graines oblongues renfermées dans les valves de la corolle.

NOTIONS CHIMIQUES. L'orge non germée est composée d'amidon, de gluten, de sucre, de résine jaune, d'hordéine. On trouve dans l'orge germée plus d'amidon, de sucre et de gomme, mais moins d'hordéine. La farine d'orge est formée d'amidon, de sucre, de gluten sec et de l'albumine.

PARTIES USITÉES : Les semences.

RÉCOLTE. Elle est du domaine de l'agriculture. Dépouillées de leur enveloppe, les semences portent le nom d'orge-mondé ; lorsqu'en les privant de leur écorce on leur donne la forme sphérique, elles portent le nom d'orge-perlé ; réduites en farine grossière et séchées au four, elles constituent l'orge crue, griot ou gruau.

PRÉPARATIONS ET DOSES. A l'intérieur : *Décoction* 50 à 100 gram. par kilo d'eau ; *dose* 100 à 200 gram. A l'extérieur : farine en cataplasme.

PROPRIÉTÉS SPÉCIFIQUES. L'Orge est nourrissant, émollient, adoucissant et rafraîchissant. On l'emploie dans la plupart des maladies aiguës et inflammatoires, les maladies chroniques, fébriles ou avec irritation, telles que la fièvre hectique, la phthisie pulmonaire et les consomptions, le crachement de sang, la néphrite, les embarras gastriques et les engorgements des viscères abdominaux. On applique les cataplasmes de farine d'orge ou d'orge fermenté avec la bière bouillante sur les plaies et les ulcères de mauvais caractère.

Origan. *Origanum vulgare,* origan commun, grand origan, marjolaine sauvage ou bâtarde ; marjolaine d'Angleterre. Famille *Labiées.*

Cette plante vivace est très commune dans les lieux secs et montagneux, dans les bois et le long des haies. (Juillet, août).

DESCRIPTION. Racines menues, fibreuses, obliques ; tiges dures, dressées, un peu velues, quadrangulaires, rougeâtres, rameuses à la partie supérieure, à rameaux opposés, hautes d'environ 60 à 75 centimètres ; feuilles opposées, pétiolées, un peu velues en dessous, d'un vert foncé en dessus, cordiformes ; fleurs d'un rouge clair, blanchâtres, en petits capitules pédonculés, opposés, rapprochés à la partie supérieure des rameaux et formant par leur réunion un panicule serré ; fruits : quatre semences presque rondes, placées au fond du calice persistant.

NOTIONS CHIMIQUES. L'Origan a une odeur aromatique qui rappelle celle du thym ou du serpolet, et une saveur chaude, amère et piquante. Il contient une huile volatile âcre, aromatique, du camphre et une matière extractive gommo-résineuse.

PARTIES USITÉES : Les sommités fleuries.

RÉCOLTE. Elle se fait pendant que la plante est en fleurs, en juillet et août ; elle conserve toutes ses qualités en la tenant conservée dans un lieu tempéré.

PRÉPARATIONS ET DOSES. A l'intérieur : *Infusion* théiforme 8 à 15 gram. par kilo d'eau ; *dose* 100 à 200 gram. ; *sirop* sommités 10 gram., eau 100 gram., sucre 100 gram. ; *dose* 30 à 100 gram. ; *poudre* 2 à 5 gram. dans 60 gram. de vin blanc ; *dose* 30 à 60 gram. A l'extérieur : quantité suffisante pour cataplasme.

PROPRIÉTÉS SPÉCIFIQUES. L'origan est stimulant, stomachique, expectorant, sudorifique et emménagogue ; il convient dans la débilité de l'estomac, les catarrhes chroniques, l'asthme humide, les pâles couleurs, les engorgements froids des viscères, les affections des voies respiratoires, la toux aiguë ou chronique, le catarrhe de la vessie, la suppression des règles, et l'atonie de l'utérus.

Ortie. *Urtica urens minor,* ortie brûlante, ortie piquante, ortie crièche, petite ortie. Famille *Urticacées.*

Cette plante annuelle croît partout, parmi les décombres, aux lieux incultes et abandonnés, le long des haies, dans les jardins. (Mai à octobre).

DESCRIPTION, Racine pivotante; tige de 30 à 50 centimètres, carrée, simple, garnie de poils brûlants; feuilles opposées, pétiolées, ovales-oblongues, profondément dentées, couvertes de poils très brûlants, à stipules caduques; fleurs verdâtres, monoïques, très petites, en grappe; graines à tête soudée avec l'endocarpe, ovales, aplaties, de couleur paille, luisantes et petites.

NOTIONS CHIMIQUES. L'odeur de cette plante est faible, sa saveur, d'abord herbacée, est ensuite aigrelette et astringente; elle contient du carbonate acide d'ammoniaque, une matière azotée, de la chlorophylle unie à un peu de cire, du muqueux, une matière colorante noirâtre, du tannin uni à de l'acide gallique, du nitrate de potasse.

PARTIES USITÉES : Toute la plante.

RÉCOLTE. On peut recueillir l'Ortie brûlante pendant tout l'été pour l'employer fraîche ou pour la faire sécher.

Ortie dioïque. *Urtica urens maxima*, grande ortie, ortie commune, ortie vivace. Famille *Urticacées*.

L'Ortie dioïque croît partout, dans les lieux incultes, les buissons. (Juin, juillet, août.)

DESCRIPTION. Tiges de 60 à 90 centimètres, tétragonnes, pubescentes; feuilles opposées, lancéolées, cordiformes, marquées de grosses dents sur les bords, un peu semblables à celles de la mélisse; fleurs dioïques, herbacées, en grappes pendantes.

NOTIONS CHIMIQUES. L'Ortie dioïque contient du nitrate de chaux, de l'hydrochlorate de soude, du phosphate de potasse, de l'acétate de chaux, du ligneux, de la silice, de l'oxyde de fer.

PARTIES USITÉES : Toute la plante.

RÉCOLTE. La même que la précédente.

PRÉPARATIONS ET DOSES. A l'intérieur : *infusion* ou *decoction* des feuilles 30 à 60 gram. par kilo d'eau; *dose* 100 à 200 gram. ; *suc* exprimé avec addition d'un peu d'eau; *dose* 60 à 125 gram.; *sirop* suc épuré par l'ébullition et passé 50 gram. , sucre 50 gram. ; faites cuire à une douce chaleur ; *dose* 30 à 60 gram. ; *décoction vineuse* ortie brûlante 30 à 60 gram. par kilo de vin rouge ou blanc, pour gargarisme. A l'extérieur : feuilles fraîches ou sèches en cataplasmes, fomentations ; racine ou décoction pour le même usage.

PROPRIÉTÉS SPÉCIFIQUES. L'Ortie brûlante ou grièche et l'ortie dioïque sont toniques, astringentes et détersives. On les emploie dans le crachement de sang, les hémorragies, la diarrhée, la dyssenterie, les flux immodéré des règles, les flueurs blanches, l'atonie, le relâchement et les hémorragies de l'utérus, en introduisant une éponge humectée du suc d'ortie dans l'utérus. Elles conviennent aussi en gargarisme dans l'atonie et le relâchement de la luette, les engorgements, le relâchement et l'irritation des gencives, l'angine. Les feuilles en cataplasmes sont résolutives et détersives sur les tumeurs lymphatiques et les ulcères de mauvais caractère. La décoction d'ortie est très efficace dans les maladies de peau.

Osmonde. *Osmunda regalis.* Osmonde royale, fougère aquatique, fougère fleurie, fougère royale. Famille *Fougères.*

Cette plante se trouve dans les bois humides, les fossés des prairies tourbeuses, les lieux marécageux, incultes, abandonnés. (Juin, septembre.)

DESCRIPTION. Racine, souche épaisse, rampante ; feuilles radicales, grandes, hautes de 50 centimètres, bipinées, à divisions opposées, oblongues, lancéolées, sessiles, à folioles alternes, pétiolées, étroites, ovales, obtuses ; glabres, marquées sur la surface inférieure de nervures assez apparentes ; folioles fructifères disposées en panicule terminale.

NOTIONS CHIMIQUES. L'Osmonde est d'une odeur nauséeuse, d'une saveur d'abord douceâtre, puis un peu astringente et amère. Elle contient une huile volatile, une matière grasse, de la stéarine, de l'acide gallique, de l'acide acétique, du sucre incristallisable, du tannin, de l'amidon, une matière gélatineuse et du ligneux.

PARTIES USITÉES : La racine.

RÉCOLTE. La racine d'osmonde se cueille en été.

PRÉPARATIONS ET DOSES. A l'intérieur : *décoction* à vase clos, 30 à 60 gram. pour un kilo d'eau à réduire à 700 gram. ; *dose*, 60 à 150 gram. *Sirop*, racine en poudre 30 gram., eau 250 gram., sucre 250 gram. ; *dose*, 30 à 90 gram. ; *poudre*, 5 gram. délay, dans 60 à 100 gram. de décoction.

PROPRIÉTÉS SPÉCIFIQUES. L'osmonde est tonique, apéritive, astringente et vermifuge. Elle convient dans la goutte, le rachitisme, le scorbut, les engorgements des viscères abdominaux, les affections vermineuses; dans l'atonie de l'estomac, des intestins et de la vessie.

Pariétaire. *Parietaria officinalis*. Pariétaire officinale, herbe de Notre-Dame, herbe des murailles, herbe de none, espargoule, casse-pierre. Famille *Urticacées*.

Cette plante vivace croît dans les fentes des vieux murs, dans les décombres. (Mai, septembre.)

DESCRIPTION. Racines fibreuses, blanchâtres ; tiges d'environ 60 centimètres, tendres, droites, cylindriques, rameuses, quelquefois un peu rougeâtres ; feuilles pétiolées, alternes, simples, ovales lancéolées, un peu luisantes en dessus, velues en dessous. 2 fleurs hermaphrodites et 1 femelle renfermées dans un involucre commun, petites, axillaires, velues, d'un blanc verdâtre, réunies par petits pelotons, presque sessiles le long des tiges et des rameaux. Chacune de ces fleurs, excepté les femelles, renferme 4 étamines se redressant avec élasticité et laissant échapper de leurs anthères un petit nuage de pollen lorsqu'on les touche avec une épingle ou un corps quelconque ; fruits, capsules tétragones, pyramidales, contenant des graines oblongues, luisantes, assez semblables aux pépins de raisin.

NOTIONS CHIMIQUES. Cette plante est inodore ; sa saveur est herbacée et légèrement saline. Elle contient du mucilage, du nitrate de potasse et du soufre en assez grande quantité.

PARTIES USITÉES : L'herbe.

RÉCOLTE. La Pariétaire s'emploie fraîche pendant tout l'été. Celle qu'on trouve au bas des murailles doit être préférée comme émolliente, celles des fentes des murs, des décombres, est plus riche en principes actifs. Elle doit être séchée promptement et à l'étuve, si on veut la conserver.

PRÉPARATIONS ET DOSES. A l'intérieur : *infusion*, de 15 à 30 gram. par kilo d'eau ; *dose*, 100 à 200 gram. *Sirop*, 10 gram. pour 100 gram. d'eau, sucre 100 gram. ; *dose*, de 50 à 100 gram. *suc exprimé*, de 30 à 100 gram. A l'extérieur, en cataplasmes.

PROPRIÉTÉS SPÉCIFIQUES. La pariétaire est rafraîchissante, émolliente, adoucissante et diurétique. Elle s'emploie dans les maladies des voies urinaires avec irritation : la néphrite, la strangurie, la dysurie, la cystite, les affections fébriles et inflammatoires ; dans l'hydropisie, la tympanite et l'ascite.

Patience. *Rumex patientia*. Patience officinale, patience commune, patience des jardins, grande patience, parelle, dogue. Famille *Polygonacées*.

Cette plante croît dans les pâturages des montagnes, et est cultivée dans les jardins. (Juin, août.)

DESCRIPTION. Racines grosses, fort longues, fibreuses, pivotantes, brunes en dehors, jaunes en dedans ; tiges fortes, droites, cannelées, hautes d'environ 1 mètre 50 centimètres, un peu rameuses; feuilles ovales, grandes, pétiolées, alternes, allongées ; fleurs verdâtres, petites, disposées en verticelles formant des sortes d'épis terminaux ; fruits, une seule semence, triangulaire, recouverte par les folioles intérieures du calice.

NOTIONS CHIMIQUES. L'odeur de la racine est faible ; sa saveur est un peu amère et acerbe. Elle contient de la résine, de la ramicine, du soufre, une matière extractive semblable au tannin, de l'amidon, de l'albumine et divers sels.

PARTIES USITÉES : La racine, quelquefois les feuilles.

RÉCOLTE. La racine de Patience peut se récolter en toute saison. Plus elle est fraîche, plus elle est active. Mais si on veut la conserver, il faut la recueillir au milieu ou vers la fin de l'été, et la choisir grosse au moins comme le doigt. Pour la faire sécher au soleil ou à l'étuve, on la coupe en rouelles ou on la fend, après en avoir séparé les radicules. Quand la dessiccation n'est pas faite, cette racine moisit bientôt, surtout si on la place dans un lieu humide.

PRÉPARATIONS ET DOSES. A l'intérieur, *décoction* de 30 à 60 gram. par kilo d'eau ; *dose* de 100 à 200 gram ; *suc exprimé* des feuilles de 30 à 100 gram. A l'extérieur : *décoction* pour lotion, pulpe en cataplasmes.

PROPRIÉTÉS SPÉCIFIQUES. La racine de Patience est tonique, diaphorétique, dépurative et même purgative à haute dose. On l'emploie dans les affections chroniques de la peau, la jaunisse, les engorgements froids des viscères abdominaux, les rhumatismes chroniques, les maladies vénériennes, les affections atoniques du tube digestif, les affections des voies urinaires, les éruptions de la peau, les dartres, et les ulcères aux jambes.

Pavot. *Papaverum somniferum.* Pavot somnifère, pavot des jardins, pavot blanc, pavot pourpre. Famille *Papavéracées.*

Le Pavot est cultivé dans nos jardins. (Juin-septembre.)

DESCRIPTION Racine pivotante, grosse comme le doigt, contenant un lait amer ; tiges d'environ 1 mètre, peu rameuses, glauques, cylindriques, feuilles alternes, amplexicaules, glauques,

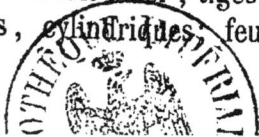

7

dentéesinégalement, glabres à leurs deux faces; fleurs fort grandes, terminales, solitaires; fruit : capsules globuleuses, très grosses, glabres, ovales, remplies d'une multitude de semences petites, réniformes, noires, quelquefois blanches, dont le nombre a été évalué de 12 à 32000.

NOTIONS CHIMIQUES. Le Pavot a une odeur légèrement vireuse, d'une saveur un peu âcre et amère. Il contient en très petites quantités de la morphine, de la codéine, de la narcotine, de l'acide méconique, un acide extractif brun, de la résine, une huile grasse, de la thébaïne, de la narcéine, de la bassorine, de la gomme, du ligneux, un principe volatil et de l'albumine.

PARTIES USITÉES : Les capsules ou têtes, les feuilles et les fleurs.

RÉCOLTE. Les capsules ou têtes de Pavot blanc doivent être ré-coltées avant la maturité des graines, lorsqu'elles sont encore très succulentes.

PRÉPARATIONS ET DOSES. A l'intérieur : *décoction ou infusion* des capsules 2 à 30 gram. pour 500 gram. d'eau ; *dose* 60 à 150 gram. ; *extrait alcoolique* capsules 40 gram., alcool à 22 degrés 160 gram. ; *dose* de 20 à 30 centigram. ; *sirop* extrait alcoolique 5 gram., eau 40 gram., sirop diacode bouillant 500 gram. ; *dose* 15 à 30 gram. A l'extérieur : *décoction* pour lavements, lotions, fomentations, cataplasmes.

PROPRIÉTÉS SPÉCIFIQUES. Les capsules de pavot blanc sont cal-mantes et narcotiques. On les emploie dans les affections catarrha-les, les toux nerveuses, les irritations intestinales, les diarrhées, la dyssenterie, les vomissements spasmodiques, les fièvres inter-mittentes et éruptives, les douleurs du cancer et le catarrhe utérin.

Il est prudent de n'administrer d'abord les préparations de têtes de pavot à l'intérieur qu'à petites doses, que l'on augmente gra-duellement. Les préparations de pavots sont contraires aux sujets disposés aux congestions cérébrales ou d'un tempérament san-guin, et dans les réactions fébriles très intenses, la constipation, les sueurs excessives, et pendant qu'une évacuation critique s'o-père.

A l'extérieur, on emploie la décoction de tête de pavot en lavement dans les inflammations abdominales, les coliques nerveu-ses, pour calmer les douleurs; en fomentations, en bains, en gar-garismes, en cataplasmes avec la farine de graine de lin ou de racine de guimauve, contre les inflammations externes. Le suc des feuilles de pavot, appliqué sur la piqûre des guêpes et des abeilles, fait cesser la douleur instantanément.

Pêcher. *Amygdalus persica*, *persica vulgaris*. Famille *Rosacées*.

Le pêcher, arbre de moyenne grandeur, est cultivé dans diverses parties de la France (Mars, avril.)

DESCRIPTION. Racine et tiges dures et ligneuses ; écorce blanchâtre et cendrée, verte sur les rameaux ; feuilles simples, alternes, peu pétiolées, vertes, glabres, oblongues, lancéolées, accompagnées de deux stipules linéaires, caduques ; fleurs sessiles, solitaires, d'un rose tendre très agréable, paraissant avant les feuilles ; fruit : drupe ovale ou arrondie, renfermant un noyan très dur ; ligneux, crevassé ou recticulé à sa superficie et renfermant la semence ou amande.

NOTIONS CHIMIQUES. Les fleurs de pêcher ont une odeur douce, très faible. Les feuilles sont inodores. Les feuilles et fleurs ont une saveur amère analogue à celles du laurier-cerise.

PARTIES USITÉES : Les feuilles et les fleurs.

RÉCOLTE. Les feuilles doivent être récoltées entre le printemps et l'automne. Elles perdent un peu de leur amertume et de leur vertu par la dessiccation ; on les conserve dans des boîtes bien fermées.

PRÉPARATIONS ET DOSES. A l'intérieur : Feuilles en *infusion* 15 à 45 gram. pour un demi-litre d'eau ou de lait ; *dose* 60 à 120 gram ; *infusion* des fleurs sèches, 15 à 30 gram. pour un demi-litre d'eau ou de lait ; *dose* 50 à 100 gram. ; *sirop* fleurs 15 gram., eau bouillante 50 gram., sucre 25 gram. ; *dose* 5 à 20 gram. pour les enfants ; 30 à 60 gram. pour les adultes. A l'extérieur : feuilles et fleurs en cataplasme sur l'abdomen, comme vermifuge ; sur les inflammations et les douleurs externes, comme calmant.

PROPRIÉTÉS SPÉCIFIQUES. Les feuilles et les fleurs de pêcher sont purgatives, diurétiques, vermifuges et calmantes. Elles conviennent dans les affections vermineuses, les embarras gastriques, les obstructions des viscères abdominaux, certaines affections des voies urinaires, la néphrite et les fièvres intermittentes. Les feuilles de pêcher pilées en cataplasme sont un vermifuge énergique, étant appliqué sur le ventre des enfants. Ce topique calme les coliques, les inflammations externes, les dartres enflammées et douloureuses, les ulcères cancéreux et les douleurs locales.

On peut faire prendre aux enfants comme purgatif et vermifuge, du bouillon de veau dans lequel on fait infuser légèrement, et à une douce chaleur, une petite poignée de fleurs de pêcher.

Pensée sauvage. *Viola tricolor arvensis.* [Violette des champs, petite jacée, fleur de la Trinité. Famille *Violacées.*

Cette plante annuelle est très-commune dans les champs sablonneux. (Avril, octobre.)

DESCRIPTION. Racines fibreuses, chevelues; tiges rameuses, diffuses, étalées ou ascendantes, glabres, herbacées; feuilles radicales, pétiolées, ovales, cordées à leur base; les supérieures linéaires, dentées, sessiles, alternes. Stipules divisées en lobes inégaux; fruit : capsule ovale, oblongue, uniloculaire à 3 vulves, à une loge polysperme; semences petites et blanches.

NOTIONS CHIMIQUES. La Pensée sauvage a une odeur peu remarquable et une saveur un peu salée et amère; elle contient de la gomme, de l'albumine végétale, un extrait sucré et ductile, et de la violine.

PARTIES USITÉES : L'herbe entière et fleurie.

RÉCOLTE. On la récolte pendant toute la belle saison. On doit la faire sécher promptement à l'étuve pour la conserver. On doit rejeter la pensée devenue trop jaune par la dessiccation et celle dont les fleurs sont remplacées par des capsules.

PRÉPARATIONS ET DOSES. A l'intérieur : *Infusion* ou *décoction* de la plante fraîche ou sèche, de 30 à 60 gram. par kilo d'eau; *dose* 100 à 200 gram. *Sirop* 5 gram. sur 50 gram. d'eau et 50 gram. de sucre; *dose* 15 à 60 gram.; *poudre* 2 à 3 gram. dans 60 gram. de lait.

PROPRIÉTÉS SPÉCIFIQUES. La Pensée sauvage est dépurative, laxative, diaphorétique et diurétique. Elle convient dans les dartres, les croûtes laiteuses, la teigne, les scrofules, les affections chroniques de la peau, la gale, les affections lymphatiques et le rhumatisme chronique. L'efficacité de la pensée sauvage est journellement constatée par les meilleurs praticiens dans les maladies que nous venons d'énumérer.

Persicaire. *Polygonum hydropiper.* Poivre d'eau, polygone, renouée âcre, curage, piment d'eau. Famille *Polygonacées.*

La Persicaire, plante annuelle et très-commune; elle croît dans les lieux humides, les fossés, les marais, les terrains tourbeux. (Juillet, octobre.)

DESCRIPTION. Racines fibreuses ; tige glabre, cylindrique, noueuse, souvent rougeâtre, un peu rameuse, droite, un peu flexueuse ; feuilles simples, glabres, alternes, lancéolées, aiguës, médiocrement pétiolées, accompagnées de stipules courtes, tronquées, très-rarement ciliées ; fleurs disposées en épis lâches, grêles, axillaires. simples ou à peine rameux, garnis de petites bractées écailleuses ; fruits consistant en plusieurs semences triangulaires, un peu comprimées, renfermées dans le calice.

NOTIONS CHIMIQUES. La Persicaire âcre est inodore ; sa saveur est âcre, poivrée et même brûlante ; son suc rougit les couleurs bleues végétales, ce qui décèle un principe actif. Son infusion aqueuse, n'a pas l'âcreté de la plante verte.

PARTIES USITÉES : L'herbe entière.

RÉCOLTE. On peut la récolter pendant tout l'été, même pendant la fructification, car la semence par son âcreté, ajoute à l'action de la plante. Elle perd une grande partie de ses propriétés par la dessiccation.

PRÉPARATIONS ET DOSES. A l'intérieur : en *infusion* de 5 à 15 gram. par kilo d'eau ; *dose* 80 à 150 gram. ; *poudre* de 2 à 5 gram. dans 30 gram. d'un liquide approprié. A l'extérieur : *décoction* 15 à 30 gram. par kilo d'eau pour lotions, fomentation.

PROPRIÉTÉS SPÉCIFIQUES. La Persicaire est excitante, diurétique, détersive, rubéfiante et vésicante. Elle convient dans les hydropisies, les engorgements des viscéraux, l'atonie des reins, la gravelle et le catarrhe vésical ; dans les engorgements non inflammatoires du foie et de la rate. Elle convient comme détersive sur les ulcères atoniques et scrofuleux, pour favoriser la séparation des escarres dans la gangrène.

La décoction vineuse de Persicaire convient en gargarisme dans l'angine, les ulcères du pharynx, les aphthes, les ulcères des fosses nasales, des gencives et les maux de dents.

Pied d'Alouette. *Delphinium consolida.* Dauphinelle des blés, consoude. Famille *Renonculacées.*

Cette plante annuelle est commune dans les moissons. (Juin, Juillet.)

DESCRIPTION. Racine fusiforme, très-petite ; tiges diffuses, dressées, pubescentes, à rameaux étalés, hautes de 40 à 50 centimètres ; feuilles pubescentes, multifides, à folioles linéaires, les feuilles inférieures pétiolées, les autres presque sessiles ; fleurs le plus sou-

vent bleues, quelquefois roses ou blanches , disposées en panicules
lâches et irréguliers , à éperon très-long , fruit , 1 à 5 capsules
oblongues, pubescentes, renfermant des graines anguleuses.

NOTIONS CHIMIQUES. Cette plante inodore est d'une saveur amère,
surtout les fleurs.

PARTIES USITÉES : L'herbe et les semences.

RÉCOLTE. On la cueille pendant la floraison ou lorsque les fleurs
commencent à s'épanouir.

PRÉPARATIONS ET DOSES. A l'intérieur : *Décoction* semence 10 à
20 gram. par kilo d'eau ; *dose* 60 à 150 gram. ; *infusion* herbe
15 à 30 gram. pour 500 gram. d'eau ; *dose* 100 à 200 gram. A
l'extérieur : semence en poudre comme vermifuge ; *décoction* pour
lotion, fomentation.

PROPRIÉTÉS SPÉCIFIQUES. Cette plante est diurétique et vermifuge.
Elle s'emploie , à l'intérieur , dans les obtructions des viscères
abdominaux , l'hydropisie, la gravelle et les affections chroniques
des voies urinaires. A l'extérieur, la semence en poudre détruit la
vermine de la tête. La décoction de ces mêmes semences en lotions, est employée contre la gale et les affections pédiculaires.

Pigamon. *Thalictrum flavum.* Thalictron jaunâtre , pied de
milan , rhubarbe des pauvres , fausse rhubarbe , rue des prés. Famille *Renonculacées.*

Le Pigamon, plante vivace, croît dans les prés humides et marécageux. (Juin, juillet).

DESCRIPTION. Racine jaunâtre, rampante ; tige droite, herbacée,
sillonnée , haute de 80 centimètres à 1 mètre 50 centimètres ;
feuilles alternes , pétiolées , ternées ou ailées , à segments bi-tri-
lobés ; feuilles supérieures à segments plus étroits ; fleurs jaunâtres disposées eu bouquets terminaux.

NOTIONS CHIMIQUES. La racine, inodore, est remplie d'un suc jaunâtre, d'une saveur douce et un peu amère. Elle contient une matière thalictrine et une teinture jaune.

PARTIES USITÉES : La racine et les feuilles.

RÉCOLTE. La racine se récolte en automne ou au printemps, et
les feuilles un peu avant l'épanouissement des fleurs.

PRÉPARATIONS ET DOSES. A l'intérieur : *Décoction* 30 à 60 gram.
de racine pour 300 à 500 gram. d'eau ; *dose* 100 à 200 gram. ;
décoction des feuilles 30 à 60 gram. pour 300 gram. d'eau ; *dose*
100 à 200 gram. comme laxatif.

PROPRIÉTÉS SPÉCIFIQUES. La racine de Pigamon est purgative, apéritive, diurétique et fébrifuge. Elle s'emploie dans l'hydropisie, la jaunisse, les embarras gastriques, les engorgements des viscères abdominaux, la diarrhée et les fièvres intermittentes.

Pissenlit. *Leontodon taraxacum.* Pissenlit officinal, dent de lion, liondent, pichaulit, florion d'or. Famille *Synanthérées.*

Cette plante vivace se rencontre partout, dans les prairies, les pâturages, sur le bord des chemins. (Mai, septembre.)

DESCRIPTION. Racine assez longue, presque aussi grosse que le doigt, d'un brun rougeâtre en dehors, blanche et succulente en dedans. Plante acaule à feuilles radicales, longues, roncinées, découpées profondément ou comme ailées avec des pinnules dentées ; fleur jaune, grande terminale, solitaire, sur une hampe de 10 à 30 centimètres de longueur, tendre, fistuleuse, quelquefois un peu velue ; fruit : graines oblongues, striées, surmontées d'une aigrette plumeuse.

NOTIONS CHIMIQUES. Le Pissenlit est inodore ; sa saveur est d'une amertume qui n'est pas désagréable. Il contient un suc laiteux, de l'extractif, une résine verte, de la fécule, une matière sucrée, du nitrate de potasse et de chaux et de l'acétate de chaux.

PARTIES USITÉES : La racine et l'herbe.

RÉCOLTE. On récolte cette plante en toute saison, excepté quand elle est trop jeune. On l'emploie toujours fraîche, quoique l'on puisse conserver sa racine comme celle de chicorée, que l'on fait sécher.

PRÉPARATIONS ET DOSES. A l'intérieur : *décoction* ou *infusion* racines ou feuilles, 30 à 60 gram. par kilo d'eau. ; *dose* 100 à 200 gram. ; *suc* exprimé des feuilles 50 à 150 gram.

PROPRIÉTÉS SPÉCIFIQUES. Le Pissenlit est tonique, diurétique, anti-scorbutique et dépuratif ; il est fréquemment employé dans la débilité des voies digestives; les affections chroniques des viscères, l'ictère, les affections hépatiques chroniques, les engorgements de la rate, l'hydropisie, les affections chroniques de la peau, le scorbut et les cachexies, dans les fièvres bilieuses, intermittentes et muqueuses.

Pivoine. *Pæonia officinalis,* pivoine officinale, pivoine mâle, pione, rose de Notre-Dame, herbe Sainte-Rose, fleur de Maillet. Famille *Renonculacées.*

Cette plante vivace croît dans les prairies et les bois montueux. (Mai, juin, juillet.)

Description. Racines grosses, pivotantes, rougeâtres à l'extérieur, blanches à l'intérieur, charnues, presque fasciculées ; tige souterraine, très courte, rameaux un peu anguleux, glabres, striés, quelquefois un peu rougeâtres ; feuilles alternes, charnues, pétiolées, bipennées, glabres et vertes au-dessus, un peu blanchâtres au-dessous ; fleurs hermaphrodites, régulières, grandes, solitaires, terminales, d'un beau rouge vif, contenues par un long pédoncule ; fruit : deux ou trois capsules ovales, pubescentes, uniloculaires, renfermant des semences nombreuses, rouges, noirâtres ou noires, luisantes, du volume d'un pois.

Notions chimiques. Les fleurs ont une odeur un peu nauséeuse, assez forte et désagréable ; leur saveur est acerbe, amère et un peu âcre. L'odeur de la racine est aromatique, forte, vireuse, pénétrante lorsqu'on la coupe ; sa saveur amère, acerbe et nauséabonde. La semence est inodore, huileuse et d'une saveur presque insipide. La Pivoine contient de l'amidon, de l'oxalate de chaux, du ligneux, une matière grasse cristallisable, du sucre incristallisable, des acides phosphorique et malique libres, une matière végéto-animale, du malate et phosphate de chaux, de la gomme, du tannin et divers sels.

Parties usitées : La racine, l'herbe et les fleurs.

Récolte. Les racines peuvent être récoltées en tout temps pour être employées fraîches. Pour les conserver, il faut les arracher dans l'automne, et on les fait sécher au soleil ou à l'étuve. On récolte les fleurs en mai et juin, la Pivoine à fleurs simples est plus active que celle à fleurs doubles.

Préparations et doses. A l'intérieur : *décoction* ou *infusion* de la racine de 30 à 60 gram. par kilo d'eau ; *dose* 80 à 150 gram. ; *sirop* fleurs 10 gram., eau 30 gram, sucre 50 gram. ; *dose* 30 à 60 gram. ; *poudre* des racines de 2 à 5 gram. dans un liquide approprié.

Propriétés spécifiques. La Pivoine est tonique, anti-spasmodique et légèrement narcotique. Elle convient dans l'épilepsie, les couvulsions, les toux nerveuses, la coqueluche, les engorgements des viscères, les coliques spasmodiques, et les affections nerveuses de l'utérus.

Polygala. *Polygara vulgaris*, laitier, herbe au lait, polygalon. Famille *Polygalacées*.

Cette plante croît dans les prairies sèches, le long des lisières des bois, et sur les pelouses des collines. (Mai, juin, juillet).

DESCRIPTION. Racines dures, petites, un peu traçantes, filamenteuses, ligneuses et jaunâtres; tiges herbacées, grèles, droites ou rampantes, longues d'environ 25 à 30 centimètres; feuilles sessiles, alternes, glabres, étroites, lancéolées, d'un vert pâle; fleurs le plus souvent bleues; quelquefois roses ou violettes, disposées en grappes terminales; fruit : capsule un peu échancrée, au sommet, comprimée, cordiforme, biloculaire; semences ovales.

NOTIONS CHIMIQUES. L'odeur du Polygala vulgaire est presque nulle; sa saveur est légèrement amère, et comme sucrée dans les racines et les fleurs. Cette plante contient une résine jaune, une matière douce, de la gomme, du tannin modifié et de la fibre ligneuse. C'est surtout dans l'écorce de la racine que paraît résider son principe actif.

PARTIES USITÉES : Toute la plante.

RÉCOLTE. Elle se fait pendant la floraison.

PRÉPARATIONS ET DOSES. A l'intérieur : *infusion* 30 à 60 gram. par kilo d'eau; *dose* 100 à 200 gram.; *décoction* racine 30 gram. par kilo d'eau; *dose* 100 à 200 gram.; *sirop* poligala 10 gram., eau 100 gram., sucre 100 gram.; *dose* 20 à 50 gram.

PROPRIÉTÈS SPÉCIFIQUES. Le polygala est tonique, expectorant et sudorifique; il convient dans les affections de poitrine, les bronchites chroniques, les catarrhes pulmonaires aigus, le croup, les affections rhumatismales et les phlegmasies de la poitrine.

Polypode. *Polypodium vulgare.* Polypode de chêne, polypode commun. Famille *Fougères.*

Cette plante vivace croît sur le pied des vieux chênes, dans les lieux pierreux, sur les montagnes ombragées et les rochers. (Août, septembre.)

DESCRIPTION. Racine : souche dure, épaisse, roussâtre, ligneuse, écailleuse, horizontale, atteignant quelquefois la grosseur du petit doigt, garnie de fibres capillaires, nombreuses et noirâtres; feuilles d'environ 20 à 30 centimètres, droites, glabres, lancéolées, portées sur de longs pétioles, divisées profondément en folioles alternes, denticulées, réunies plusieurs ensemble à leur extrémité. Les fleurs ne sont pas apparentes. La fructification a lieu pendant toute l'année au moyen de capsules ou sporanges pédicellées d'un jaune vif, disposées par groupes arrondis de chaque côté de la nervure de chaque foliole, à l'exception des folioles inférieures, qui en sont la plupart privées; quelquefois ces groupes sont tellement nombreux qu'ils deviennent confluents.

Notions chimiques. La racine de Polypode est douceâtre, sucrée, légèrement amère, acerbe et nauséeuse. Elle contient une matière extractive sucrée , de l'extrait muqueux , une huile grasse , de l'albumine, de la chaux, de la magnésie, de l'oxide de fer et quelques parcelles de potasse,

Parties usitées : La racine.

Récolte. Elle n'offre rien de particulier. La vétusté détruit les propriétés de cette racine.

Préparations et doses. A l'intérieur : *décoction* racine en poudre 30 à 60 gram. par kilo d'eau ; *dose* 100 à 200 gram. ; *poudre* 8 gram. dans 100 gram. de bouillon de veau.

Propriétés spécifiques. Le Polypode est purgatif et vermifuge. Il convient dans les embarras du foie, de la rate et des viscères abdominaux ; dans les affections vermineuses et la goutte.

Prêle. *Equisetum arvense.* Queue de cheval, queue de renard. Famille *Equisétacées.*

Cette plante est très-commune dans les champs humides et sablonneux, dans les fossés et le long des haies. (Mai, juin.)

Description. 1° Racines fibreuses ; tiges, les unes stériles , fistuleuses, articulées , hautes de 30 à 40 centimètres , munies à chaque articulation d'une graine dentée ou crénelée, courte, noirâtre, et de 10 ou 15 feuilles ou rameaux verticillés et articulés. Les tiges fructifères plus grosses , paraissant les premières, simples, nues, à graines plus larges et plus profondément dentées ; fruit : épi terminal, conique, ventru, oblong, jaunâtre, formé de capsules ombiliquées contenant le pollen.

2° Tiges simples , fermes , rudes , sillonnées , articulées , d'un vert glauque ; graine noirâtre et légèrement crénelée, fleurit en février et mars.

3° Tige droite, grêle, profondément sillonnée , presque anguleuse, haute de 30 centimètres, rameaux diminuant graduellement de longueur vers le sommet , ce qui lui donne une forme pyramidale.

4° Tige fructifère, ayant les rameaux de ses verticilles ordinairement simples; moins nombreux, l'épi grêle, ovoïde et très allongé. Fleurs d'un jaune noirâtre.

5° Tige grêle, articulée, haute de 20 à 25 centimètres , gaînes de ses articulations , lâches et fort grandes, verticilles composés de rameaux assez nombreux, chargés eux-mêmes d'autres verticilles à leurs articulations; épi terminal un peu long et comme panaché.

6° Tige stérile, droite, épaisse, fistuleuse, haute de 60 à 120 centimètres, à gaîne d'un blanc d'ivoire. Verticilles composés de rameaux nombreux, fort longs, articulés, tétragones.

7° Tige fertile, paraissant toujours la première, nue, beaucoup plus courte, souvent coudée à sa base, se terminant par un gros épi de forme ovoïde.

Notions chimiques. Les Prêles sont inodores, mais elles ont un goût désagréable, austère. Elles contiennent une matière extractive jaune, de la chorophylle, de la gallate de chaux, du sucre, de l'acide malique, de l'oxide de fer et du sel marin.

Parties usitées : Les tiges et les feuilles.

Récolte. On peut récolter les prêles pendant toute la belle saison. Leur dessiccation s'opère promptement. Toutes les espèces peuvent être substituées les unes aux autres, elles contiennent les mêmes principes.

Préparations et doses. A l'intérieur : *décoction* 30 à 60 gram. pour un kilo d'eau ; *dose* 100 à 200 gram. ; *suc exprimé* de 30 à 100 gram. dans un kilo de petit lait ; *dose* 100 à 200 gram. *Poudre* 5 à 10 gram. dans un demi-litre de tisane approprié; *dose* 100 à 200 gram. toutes les deux heures pour les adultes et une cuillerée aux enfants.

Propriétés spécifiques. La prêle est tonique, astringente et diurétique. Elle convient dans l'hydropisie, la gravelle, les affections des voies urinaires, la dyssenterie, la diarrhée, le crachement de sang, l'hématurie et autres hémorrhagies.

Pulmonaire. *Pulmonaria officinalis.* Pulmonaire officinale, grande pulmonaire, herbe aux poumons, herbe au lait de Nôtre-Dame, pulmonaire des bois, sauge de Jérusalem, herbe de cœur. Famille *Borraginées.*

La Pulmonaire, plante vivace, croît dans les bois, les lieux ombragés, sur les bords des chemins et les prairies. (Avril, mai.)

Description. Racines composée de fibres déliées et fasciculées; tiges droites, velues, un peu anguleuses, hautes de 30 à 40 centimètres ; feuilles radicales ovales-oblongues, pétiolées, décurrentes, hérissées de poils rudes et courts, parsemées de taches blanchâtres; feuilles caulinaires, sessiles, plus étroites, quelquefois sans taches, traversées par une nervure simple; fleurs bleues ou violacées, quelquefois blanches, peu nombreuses, disposées en bouquet terminal ; fruit composé de quatre semences uniloculaires, monospermes, agglomérées dans le fond du calice persistant.

NOTIONS CHIMIQUES. La Pulmonaire est inodore ; son suc est mucilagineux, légèrement styptique. Il contient du nitrate de potasse.

PARTIES USITÉES : Les feuilles et les fleurs.

RÉCOLTE. On la cueille au moment de la floraison, ou même après.

PRÉPARATIONS ET DOSES. A l'intérieur : *décoction* 50 à 100 gram. par kilo d'eau ; *dose* 100 à 200 gram. ; *suc* exprimé 60 à 100 gram. ; *bouillon* fait avec 100 à 200 gram. avec les feuilles et les fleurs de Pulmonaire, 100 gram. de chou rouge, 2 oignons blancs, 250 gram. de mou de veau, 100 gram. de sucre candi, et 2 litres d'eau ; *dose* 100 à 200 gram., après avoir été passé. Ce bouillon est souverain dans les affections de poitrine.

PROPRIÉTÉS SPÉCIFIQUES. La Pulmonaire est tonique, émolliente; adoucissante et pectorale; elle convient dans les affections de poitrine, la phthisie, le catarrhe pulmonaire, les bronchites, la toux chronique, surtout lorsque ces maladies sont accompagnées d'un état fébrile, de difficulté d'expectorer, d'irritation bronchique.

Pulsatille. *Anémone pulsatilla*, pulsatille commune, anémone, coquelourde, herbe-au-vent, fleur-du-vent, fleur de Pâques, passe-fleur. Famille *Renonculacées*.

La Pulsatille se trouve dans les terrains secs et montagneux, les bois sablonneux, les prés secs. (Avril-juin.)

DESCRIPTION. Racine noirâtre assez grosse, longue, formée par la réunion de plusieurs souches courtes et fibreuses ; tige : hampe cylindrique couverte de poils longs et soyeux, haute de 15 à 30 centimètres ; feuilles radicales pétiolées, deux ou trois fois ailées ; fleurs d'un rouge purpurin, souvent violacées, grandes, solitaires et penchées ; fruit : large tête plumeuse produite par le développement des styles et des capsules.

NOTIONS CHIMIQUES. La Pulsatille, plante inodore, est d'une âcreté qui, moins prononcée dans la racine, se manifeste surtout dans les feuilles. Elle contient un suc lactescent, des principes cristallisables, une matière insipide, un principe volatil analogue au camphre.

PARTIES USITÉES : Toute la plante.

Récolte. Elle se fait un peu avant la floraison ; la dessiccation diminue ses propriétés.

Préparations et doses. A l'intérieur : *infusion* 2 gram. pour 500 gram. d'eau ; *dose* 20 à 60 gram. A l'extérieur : feuilles fraîches pilées, comme rébufiant, vésicant et résolutif; *poudre* comme sternutatoire.

Propriétés spécifiques. La Pulsatille est âcre, résolutive, vésicante et détersive. On l'emploie avec succès dans l'amaurose, les taies de la cornée, la cataracte, la paralysie, les rhumatismes, la mélancolie, les maladies vénériennes, les ulcères opiniâtres, les dartres et les tumeurs froides.

Raifort sauvage. *Raphanus rusticanus*, grand raifort sauvage, cranson, moutarde des capucins, des Allemands, moutardelle, radis de cheval, cran de Bretagne, rave sauvage. Famille *Crucifères.*

Le Raifort sauvage, plante vivace, croît spontanément dans les fossés, sur le bord des ruisseaux. On le cultive dans les jardins. (Juin ; juillet.)

Description. Racine forte, charnue, cylindrique, très longue, renflée, d'un blanc jaunâtre à l'extérieur, blanche en dedans ; tige robuste, dressée, de près de 1 mètre de haut, striée, rameuse en haut, cannelée, glabre, creuse ; feuilles radicales très grandes, longuement pétiolées, ovales-oblongues, un peu ondulées, crénelées ; les caulinaires inférieures oblongues, ordinairement pinnatifides, sessiles, les supérieures lancéolées, entières ou crénelées, toutes d'un vert brillant ; fleurs blanches, hermaphrodites, régulières, en grappes rapprochées en une panicule terminale.

Notions chimiques. La racine de Raifort est inodore tant qu'elle reste intacte ; mais brisée ou divisée, elle répand une odeur vive, ammoniacale; sa saveur est piquante, chaude, amère, brûlante. Elle contient une résine amère, du soufre, de la fécule, de l'albumine, une huile volatile d'un jaune clair très fétide, de l'acétate, du sulfate de chaux et du ligneux.

Parties usitées : La racine et les feuilles.

Récolte. Le Raifort ne doit être employé qu'à l'état frais. On l'arrache après la floraison ; il est plus actif lorsqu'il a atteint sa deuxième année. Les feuilles récoltées avant la floraison sont plus actives.

PRÉPARATIONS ET DOSES. A l'intérieur : *infusion* de 15 à 30 gram. par kilo d'eau ; *dose* 100 a 200 gram ; *suc exprimé* de 15 à 30 gram. ; *sirop* suc 20 gram., sucre 50 gram. ; *dose* 15 à 60 gram. ; *vin* ou *bière* par macération à vase clos de la racine fraîche, 8 à 15 gram. pour une demi litre ; *dose* de 30 à 100 gram. ; *racine* crue râpée, comme assaisonnement. A l'extérieur : la racine ou les feuilles pilées, pour bains de pieds et sinapismes.

PROPRIÉTÉS SPÉCIFIQUES. La racine de Raifort sauvage est tonique, stimulante, dépurative et anti-scorbutique. Elle convient dans les scrofules, les catarrhes chroniques, l'asthme pituiteux, l'engorgement des voies respiratoires, l'œdème des poumons, les rhumatismes chroniques, certaines hydropisies passives, quelques maladies de la peau, le scorbut et la goutte.

Réglisse. *Glycirrhiza glabra*, réglisse glabre, réglisse vulgaire, réglisse des boutiques, racine douce. Famille *Légumineuses*.

La Réglisse croît spontanément dans diverses parties de la France. (Juillet, août.)

DESCRIPTION. Racines longues rampantes, cylindriques, d'un jaune brun en dehors et d'un jaune pâle en dedans ; tige de 1 mètre à 1 mètre 50 centimètres de hauteur, presque ligneuse, ferme, rameuse, arrondie, à rameaux un peu pubescents ; feuilles alternes, pétiolées, imparipinnées, composées de 13 ou 15 folioles opposées, entières, presque sessiles ; fleurs petites, rougeâtres ou purpurines, en épis longs, axillaires, peu fournis ; fruits : gousses ovales, un peu comprimées ; pointues, glabres, ordinairement polyspermes, contenant des graines réniformes.

NOTIONS CHIMIQUES. La racine de réglisse, d'une odeur faible, est d'une saveur douce, sucrée, un peu âcre. Elle contient une matière sucrée particulière, une matière analogue à l'asparagine, mais cristallisable ; de l'amidon, de l'albumine, une huile résineuse, épaisse et âcre ; du phosphate et du malate de chaux, de magnésie et du ligneux.

PARTIES USITÉES : La racine.

RÉCOLTE. Cette racine se récolte au printemps et à l'automne, mais pas avant sa troisième année. On la fait sécher au soleil ou au grenier.

PRÉPARATIONS ET DOSES. A l'intérieur : *infusion à froid* racine fendue 8 à 16 gram. pour 500 gram. d'eau ; 6 heures de macération ; *dose* 100 à 200 gram. *Infusion à chaud* plus forte que la précédente, 8 à 16 gram. pour 500 gram. d'eau ; *dose* 100 à 200 gram. On ne doit ajouter la racine de réglisse dans les tisanes préparées avec d'autres substances qu'au moment où la cuisson est terminée ou presque froide.

Propriétés spécifiques. La racine de réglisse est adoucissante, rafraîchissante, béchique et diurétique. Elle convient dans les fièvres, les maladies inflammatoires, surtout dans celles des voies respiratoires ; dans les rhumatismes, les affections catarrhales et la toux. L'infusion de réglisse et un peu de repos est le meilleur médicament pour les personnes échauffées et fatiguées.

L'huile de foie de morue est prise sans répugnance, quand on la joint à quatre ou six fois autant de solution concentrée d'extrait de réglisse, prise froide et après avoir bien agité le mélange.

Reine des prés. *Spiraea ulmaria, regina prati.* Spirée ornière, spirée ulmaire, ulmaire petite, barbe de chèvre. Famille *Rosacées.*

La Reine des prés, plante vivace, croît dans les bois, les prés humides et les bords des ruisseaux. (Juin, juillet.).

Description. Racine, souche assez grosse, noirâtre en dehors, garnie de fibres rougeâtres ; tige droite, ferme, un peu rameuse, anguleuse, verte ou rougeâtre, d'environ 1 mètre de hauteur ; feuilles grandes, alternes, à pétioles stipulés à la base, ailées, à folioles ovales, vertes en dessus, d'un blanc cendré en dessous ; fleurs blanches, petites, nombreuses, disposées en panicule terminale ; fruits : capsules oblongues, torses et comprimées, contenant de petites graines.

Notions chimiques. La racine et les feuilles sont inodores et d'une saveur légèrement styptique ; les fleurs ont une odeur aromatique, agréable et pénétrante ; les feuilles et surtout la racine contiennent du tannin et une matière colorante jaune.

Parties usitées : La racine, les feuilles et les sommités, les fleurs.

Récolte. Elle ne présente rien de particulier.

Préparations et doses. A l'intérieur : *Infusion* ou *décoction* 10 à 30 gram. pour 1 kilo d'eau ; *dose* 150 à 250 gram. ; *sirop* sommités, fleurs et feuilles 50 gram., eau 100 gram., sucre 200 gram. ; *dose* 30 à 100 gram. ; *suc exprimé* 30 à 100 gram. ; *décoction vineuse* racine en poudre 20 gram. dans 200 gram. de bon vin blanc.

PROPRIÉTÉS SPÉCIFIQUES. La Reine des prés est tonique, vulnéraire, résolutive, astringente, anodine et sudorifique. Elle convient pour faciliter l'éruption de la variole et de la rougeole ; convient aussi dans les fièvres malignes, la diarrhée, la dyssenterie, le crachement de sang, les diverses hydropisies et la cachexie.

La décoction de la racine est employée comme détersive pour les plaies et les ulcères.

Renouée. *Polygonum aviculare.* Centinode, renouée des oiseaux, herbe à cent nœuds, herbe des Saints Innocents, herniole. Famille *Polygonacées.*

Cette plante annuelle se trouve dans les champs, sur le bord des chemins, dans les lieux incultes. (Juin, septembre.)

DESCRIPTION. Racine longue, rougeâtre, chevelue, rampante ; tiges herbacées, simples ou rameuses, couchées, noueuses et renflées à chaque articulation ; feuilles alternes, peu pétiolées, ovales-lancéolées, entières, vertes et glabres ; fleurs blanches ou rougeâtres, presque sessiles, solitaires ou réunies deux ou quatre dans les aisselles des feuilles ; fruits : semences triangulaires, pointues, rougeâtres.

NOTIONS CHIMIQUES. La Renouée est inodore, sa saveur est légèrement astringente. Elle contient une matière gommeuse, de la résine et une matière colorante bleue.

PARTIES USITÉES : L'herbe et les semences.

RÉCOLTE. Elle n'offre rien de particulier.

PRÉPARATIONS ET DOSES. A l'intérieur : *décoction* de l'herbe 30 à 60 gram. par kilo d'eau ; *dose* 100 à 200 gram. *Sirop* herbe 30 gram., eau 60 gram., sucre 60 gram. ; *dose* 60 à 120 gram. ; *poudre* des semences 1 à 3 gram. dans 30 à 60 gram. de bouillon.

PROPRIÉTÉS SPÉCIFIQUES. La Renouée est astringente et légèrement tonique. Elle est souveraine dans la diarrhée chronique, la dyssenterie, les flux muqueux, le vomissement et le crachement de sang.

La Renouée est un des meilleurs astringents indigènes.

Romarin. *Rosmarinus officinalis,* romarin officinal, romarin des troubadours. Famille *Labiées*

Cet arbuste est très commun dans les campagnes. On le cultive dans les jardins. (Mars, avril.)

DESCRIPTION. Racine ligneuse, fibreuse, brune en dehors, blanche en dedans : tige d'environ 1 mètre de hauteur, à rameaux nom-

breux, anguleux, articulés et de couleur cendrée, feuilles opposées, sessiles, étroites, alternativement disposées en croix, d'un
vert foncé en dessus, blanchâtres en dessous; fleurs d'un bleu
pâle, disposées en verticiles touffus au sommet des rameaux;
fruit : quatre graines nues et ovales au fond du calice.

Notions chimiques. Cette plante a une saveur âcre, chaude et
légèrement astringente ; son odeur est très forte. Elle contient
une grande quantité d'huile essentielle incolore, un principe résineux, du camphre, du tannin, du carbone, de l'hydrogène, de
l'oxigène et de l'azote.

Parties usitées : Les feuilles et les sommités fleuries.

Récolte. On récolte les sommités quand elles sont fleuries. Les
feuilles peuvent être récoltées et tout temps, parce que cet arbrisseau reste toujours vert. Le Romarin sauvage est plus actif que
celui que l'on cultive.

Préparations et doses. A l'intérieur : *infusion* théiforme de 5
à 60 gram. par kilo d'eau ; *dose* 100 à 200 gram. ; *sirop* sommités fleuries 10 gram., eau 200 gram., sucre 200 gram. ; *dose*
30 à 90 gram.; *poudre* des sommités fleuries 5 gram. dans 300
gram. de vin blanc; *dose* 60 à 100 gram. A l'extérieur : *infusion*
de 15 à 60 gram. par kilo d'eau en lotions, fomentations, gargarismes, bains, fumigations.

Propriétés spécifiques. Le Romarin est tonique, aromatique,
stimulant, légèrement narcotique et anti-spasmodique. Il s'emploie
dans la paralysie, l'atonie de l'estomac, l'asthme humide, les catarrhes chroniques, les vomissements spasmodiques, les affections
hystériques, l'aménorrhée, la leucorrhée, les engorgements des
viscères abdominaux et les scrofules ; dans les maladies convulsives et spasmodiques, la coqueluche, les fièvres typhoïdes et muqueuses.

Les feuilles de Romarin cuites dans du vin conviennent comme
topique résolutif dans les engorgements pâteux et indolents, surtout sur les tumeurs scrofuleuses du cou. La *décoction* des feuilles
convient en gargarismes contre l'angine chronique, et en bains
contre les rhumatismes chroniques, les scrofules, les pâles couleurs et la débilité des enfants.

Rosage. *Rhododendrons.* Famille *Erycacées.*
Ce petit arbuste est cultivé dans les jardins. (Juin, juillet.)
Description. Tiges rameuses, presque rampantes, diffuses,

hautes de 30 à 50 centimètres ; feuilles alternes , ovales, lancéolées, peu pétiolées, entières, persistantes, d'un vert foncé en
dessus, pâles et roussâtres en dessous ; fleurs d'un beau jaune
pâle, disposées en corymbe à l'extrémité des rameaux; fruit : capsule ovale, presque anguleuse , à 5 loges, contenant des semences
nombreuses.

NOTIONS CHIMIQUES. Les feuilles sont d'une saveur amère, austère, âcre, même, étant sèches, et leur odeur se rapproche un
peu de celle de la rhubarbe. Elles contiennent un principe stimulant et narcotique.

PARTIES USITÉES : Les feuilles.

RÉCOLTE. Les feuilles peuvent être récoltées pendant toute la
belle saison , mais de préférence un peu avant l'épanouissement
des fleurs.

PRÉPARATIONS ET DOSES A l'intérieur : *infusion* feuilles fraîches
ou sèches 10 à 20 gram. pour 500 gram. d'eau ; *dose* 60 à 150
gram., prendre le matin à jeun ; *poudre* 1 à 2 gram. dans une tisane appropriée, 60 gram. à prendre deux ou trois fois par jour.

PROPRIÉTÉS SPÉCIFIQUES. Le rosage est excitant , dépuratif, sudorifique et légèrement narcotique. Il est employé avec succès dans
les rhumatismes chroniques aigus , la goutte , les affections syphilitiques et les maladies chroniques de la peau. La décoction
convient pour déterger les ulcères de mauvais caractère.

Roseau aromatique. *Acorus calamus* , *aromaticus officinarum*, acore vrai, acorus aromatique , roseau odorant, calamus
aromatique. Famille *Aracées*.

Cette plante vivace croît dans les fossés marécageux. (Juin,
juillet.)

DESCRIPTION. Racine horizontale, noueuse, rampante, plus grosse
que le doigt , spongieuse, jaunâtre en dehors, blanche en dedans;
tige : hampe un peu comprimée, s'ouvrant sur les côtés pour donner passage à un spadice jaunâtre, allongé et cylindrique; feuilles
radicales, engaînantes , étroites, ensiformes, longues de 50 à 70
centimètres ; fleurs petites, hermaphrodites, axillaires , sessiles;
fruit : capsule triangulaire, entourée par le calice persistant, contenant 3 semences.

NOTIONS CHIMIQUES. L'odeur de cette racine est forte, pénétrante
et peu agréable tant qu'elle est fraîche; sèche, son odeur est agréable et persistante; sa saveur est aromatique; un peu amère, pi-

quante, âcre Elle contient une matière extractive, de la gomme, une résine visqueuse, une matière analogue à l'inuline, une huile volatile de saveur camphrée, du ligneux, quelques sels et de l'eau.

PARTIES USITÉES : La racine.

RÉCOLTE. On la récolte au printemps ou à l'automne et on la fait sécher. Elle est sujette à être piquée des vers.

PRÉPARATIONS ET DOSES. A l'intérieur : *Infusion*, de 10 à 30 gram. par kilo d'eau ou de vin ; *dose*, 100 à 200 gram.; *poudre*, de 1 à 4 gram. dans 30 gram. de tisane appropriée.

PROPRIÉTÉS SPÉCIFIQUES. Le Roseau aromatique est tonique, stimulant, excitant, stomachique, diaphorétique, diurétique, emménagogue et expectorant. Il convient dans la débilité locale ou générale, les suppressions des règles, les pâles couleurs, les affections catarrhales, les fièvres intermittentes exemptes d'irritation viscérale, dans les affections nerveuses, les vomissements, la faiblesse des organes digestifs, l'hydropisie et la cachexie.

Rhubarbe. *Rheum officinarum.* Rhubarbe officinale, rhubarbe vraie, rhubarbe exotique, devenue indigène en France par la culture. Famille *Polygonacées.*

La Rhubarbe officinale est cultivée dans les jardins. (Octobre, novembre).

DESCRIPTION. Racine forte, brune en dehors, d'un beau jaune en dedans. Tige très-élevée, 2 mètres et demi à 3 mètres, rameuse en haut, cannelée. Feuilles assez semblables à celles du rhapontic, ovales, larges et amples, pétiolées, épaisses, échancrées à la base, obtuses au sommet, sinuées, crénelées, luisantes en dessus, coriaces, compactes, ondulées, denticulées, divisées en lobes arrondis peu profonds. Fleurs d'un blanc jaunâtre, petites, en panicules terminales, composées de grappes étroites et pendantes. Fruit : semences triangulaires, noirâtres, ailées à la base.

NOTIONS CHIMIQUES. La Rhubarbe est d'une saveur amère, aromatique. Elle contient une matière nommée caphopicrite, une substance jaune, du tannin, de l'amidon, du sucre, d'extractif, une matière colorante, de l'acide pectique, de l'oxalate de chaux, du malate et galate de chaux, des sels de fer, du silice et du ligneux.

PARTIES USITÉES : La racine.

RÉCOLTE. La récolte se fait à l'automne ou pendant l'hiver de la quatrième année dans les terrains secs et chauds, et la cinquième dans les terrains humides et froids. Lorsque la récolte se fait trop tôt, les racines sont molles, et trop tard elles se creusent et se gâtent dans le centre. La dessiccation doit se faire avec beaucoup de précautions pour éviter que ses racines ne soient piquées par les vers.

PRÉPARATIONS ET DOSES. A l'intérieur : *infusion*, 6 à 10 gram. en macération dans 250 gram. d'eau bouillante ou froide, comme purgatif ; *poudre*, 3 à 6 gram. comme tonique, purgatif ; *sirop* racine en poudre, 20 gram., eau 1 kilo, sucre 500 gram. ; *dose*, 15 à 60 gram. ; *vin* 15 gram. de rhubarbe sur 250 gram. de vin, racine d'angélique 3 gram. ; *dose* 15 à 30 gram. comme tonique.

PROPRIÉTÉS SPÉCIFIQUES. La Rhubarbe est tonique, stomachique, astringente, vermifuge et purgative. Elle convient dans l'atonie et les embarras de l'estomac et des organes digestifs, les affections du foie avec atonie, les constipations opiniâtres, la diarrhée, la dyssenterie, les engorgements des viscères abdominaux, les suppressions des règles et les hémorroïdes. La Rhubarbe en mastication 50 centigram. pendant 15 à 20 minutes, prise à avaler chaque soir pendant plusieurs jours ; cette manière d'employer la Rhubarbe produit plus d'effet qu'une dose cinq fois plus forte, lors même qu'elle serait prise en une seule fois, pour entretenir la liberté du ventre, chez les personnes resserrées. La Rhubarbe ne doit jamais être employée dans les cas d'excitation fébrile et d'inflammation.

Rue. *Rula graveolens.* Rue fétide, rue des jardins, rue officinale, rue commune, herbe de grâce, ruda. Famille *Rutacées.*

Cette plante vivace croît spontanément dans divers lieux. On la cultive dans les jardins. (Juin, juillet, août).

DESCRIPTION. Racine forte, fibreuse, blanchâtre, à radicules nombreuses. Tiges droites, dures, cylindriques, rameuses dès la base, d'environ 1 mètre de hauteur. Feuilles alternes, pétiolées, d'un vert glauque, à folioles ovales, épaisses, obtuses, décurrentes à la base. Fleurs jaunes, pédonculées, disposées en corymbe terminal. Fruit : capsule globuleuse, polysperme, à 4 ou 5 lobes, contenant des graines réniformes.

NOTIONS CHIMIQUES. La Rue a une odeur très forte, fétide et pénétrante ; sa saveur est amère, âcre, piquante. Elle contient une huile volatile, de la chlorophylle, de l'albumine végétale, de l'extractif, de la gomme, une matière azotée, de l'amidon et de l'inuline.

PARTIES USITÉES : Les feuilles, la semence.

RÉCOLTE. On doit récolter les tiges garnies de beaucoup de feuilles avant que les fleurs soient épanouies. La dessiccation, faite avec soin ne diminue en rien ses propriétés. La Rue sauvage est plus active que celle que l'on cultive.

PRÉPARATIONS ET DOSES. A l'intérieur : *sirop*, feuilles 10 gram., eau 600 gram., sucre 250 gram. ; *dose* de 20 à 50 gram. ; *poudre*, 1 à 3 gram. dans 30 gram. d'un liquide approprié. A l'extérieur : *infusion* de 10 à 30 gram. par kilo d'eau pour lotions, fomentations, fumigations, injections, lavements ; *poudre*, pour saupoudrer les ulcères ; *huile*, Rue sèche 5 gram. pour 40 gram. d'huile d'olive, digérer pendant 8 heures au bain-marie, passer et filtrer ; *pommade*, feuilles fraîches de rue, d'absinthe, de menthe, de chaque 10 gram., axonge 60 gram. ; faire cuire jusqu'à consomption de l'humidité, passer.

PROPRIÉTÉS SPÉCIFIQUES. La Rue est stimulante, astringente, emménagogue anti-spasmodique, rubéfiante et résolutive. Elle convient à l'intérieur, dans les affections nerveuses, l'épilepsie, l'hystérie, les hémorrhagies de l'utérus, les pâles couleurs, la suppression des règles et les désordres de la menstruation ; dans l'hypocondrie résultant de l'atonie des viscères, les coliques avec flatulence. A l'extérieur, la Rue convient étant pilée et appliquée sur l'estomac dans les fièvres intermittentes. En lavements la rue est stimulante dans beaucoup de cas, tels que l'inertie des intestins, la timpanite et la flatulence. Elle convient aussi en décoction pour déterger les ulcères atoniques et sordides, pour guérir l'ozène, en injectant sa décoction dans les narrines ; en fumigation sur les yeux, la Rue fortifie la vue. La décoction vineuse de Rue convient en gargarisme dans les engorgements et les ulcères des gencives. Les feuilles de Rue en infusion sont efficaces, soit en lotion, bains locaux, dans les engorgements glanduleux et notamment sur les mamelles.

Sanicle. *Sanicula europœa.* Sanicle d'Europe, sanicle commune. Famille *Ombellifères.*

La Sanicle, plante vivace, est commune dans les bois, les haies, à l'ombre, dans les lieux humides. (Mai, juin, juillet).

DESCRIPTION. Racine assez grosse, brune, noueuse et très fibreuse ; tige grêle , simple , peu rameuse , cannelée ; feuilles radicales , longuement pétiolées , glabres et luisantes en dessous ; d'un vert moins foncé en dessous, divisées en 3 ou 5 lobes, dentées ou incisées ; fleurs blanches , petites , sessiles ; la plupart hermaphrodites, disposées en ombellules arrondies sur 4 ou 5 rayons ternes, formant l'ombelle entière ; fruit sans péricarpe, courbé et hérissé de pointes.

NOTIONS CHIMIQUES. La Sanicle a un goût amer et styptique, laissant dans l'arrière-bouche un sentiment d'âcreté. Cette saveur est moins forte dans la plante fraîche que lorsqu'elle est sèche.

PARTIES USITÉES : Les feuilles.

RÉCOLTE. On peut la récolter pendant une grande partie de la belle saison.

PRÉPARATIONS ET DOSES. A l'intérieur : *Infusion* 30 à 60 gram. par kilo d'eau ; *dose* 100 à 200 gram. ; *suc* exprimé 50 à 100 gram. ; *Vin* 30 à 60 gram. pour 100 gram. de bon vin blanc infusé à froid pendant 24 heures ; *dose* 200 gram.

PROPRIÉTÉS SPÉCIFIQUES. La Sanicle est tonique , astringente , vulnéraire et détersive, Elle s'emploie dans le crachement de sang, les hémorrhagies passives, la leucorrhée, la diarrhée, la dyssenterie et l'hématurie. A l'extérieur, la Sanicle est tonique et détersive dans les suites de chutes et les ulcères de mauvais caractères.

Sapin. *Pinus picea abies pectinata.* Sapin argenté , sapin commun. Famille *Conifères.*

Ce bel arbre croît naturellement dans diverses contrées. On le plante dans les parcs et les jardins anglais. (Juin, juillet.)

DESCRIPTION. Tronc nu, cylindrique, blanchâtre, garni supérieurement de branches horizontales disposées en pyramide régulière ; rameaux opposés, verticillés, jaunâtres ; feuilles solitaires, planes, presque linéaires, obtuses ou échancrées à leur sommet , coriaces , luisantes et d'un vert foncé en dessus, d'un blanc argenté en dessous, très rapprochées et déjetées de côté et d'autre sur deux rangs ; fleurs en châtons simples, solitaires, presque cylindriques, souvent d'un rouge vif : cônes allongés obtus, assez gros, et redressés vers le ciel , à écailles très-larges, entières, et à bractée dorsale allongée. Les écailles se détachent de l'axe après la maturité des graines.

NOTIONS CHIMIQUES. Les bourgeons de sapin ont une saveur amère et résineuse et une odeur de térébenthine. Ils contiennent une matière résineuse , une huile volatile , de la fécule , du tannin , du sucre, une matière amère et divers sels.

PARTIES USITÉES : Les bourgeons.

RÉCOLTE. Elle se fait lorsque les cônes sont bien formés. On doit conserver les bourgeons de sapin dans des boîtes bien fermées à l'abri de l'humidité.

PRÉPARATIONS ET DOSES. A l'intérieur : *infusion* 20 à 30 gram· par kilo d'eau, de bière, de vin, de cidre, de lait ou de petit-lait ; *dose* 100 à 200 gram. *Sirop* bourgeons 20 gram., eau 50 gram., sucre 30 gram. ; *dose* 30 à 100 gram. A l'extérieur : *infusion* pour fomentation, lotions, injections. Branche de sapin pour fumigations.

PROPRIÉTÉS SPÉCIFIQUES. Les bourgeons de sapin sont excitants , anti-scorbutiques, diurétiques, diaphorétiques et toniques. Ils conviennent dans le scorbut , les rhumatismes chroniques , la goutte vague, les affections catarrhales, les bronchites, le crachement de sang, la gonorrhée, la leucorrhée , les scrofules et les affections chroniques de la peau.

L'infusion du bourgeon de sapin convient en injection dans les écoulements muqueux et notamment dans la leucorrhée et en fumigations dirigées dans les narines ou dans le conduit auditif, réussissent dans le coryza et l'otorrhée chroniques. L'infusion de bourgeons de sapin convient aussi pour déterger les ulcères sordides scrofuleux , atoniques, scorbutiques ou gangréneux.

Saponaire. *Saponaria officinalis.* Saponière , savonnière , savonaire, herbe à foulon. Famille *Caryophyllées.*

La Saponaire, plante vivace, croît sur le bord des rivières , des ruisseaux, des fossés et des champs , dans les bois , les buissons et les haies. (Juillet, août.)

DESCRIPTION. Racines grêles , d'un blanc jaunâtre , allongées , rampantes et dures; tige herbacée, cylindrique, dure, peu rameuse, d'environ 60 centimètres de hauteur ; feuilles glabres, lisses, entières, lancéolées , opposées , d'un vert tendre , traversé par 3 nervures; fleurs blanches ou rosées, disposées en un corymbe terminal assez semblable à une ombelle ; fruit : capsule uniloculaire, allongée, cylindrique, contenant des semences nombreuses.

NOTIONS CHIMIQUES. La Saponaire est presque inodore. La racine a une saveur amère, un peu âcre, savonneuse , ainsi que toute la plante. Elle contient de la résine, une substance particulière d'un brun-clair, de la translucide nommée saponine, de l'extractif, de la gomme et de l'eau.

PARTIES USITÉES : Les racines, les tiges et les sommités fleuries.

RÉCOLTE. On récolte les feuilles un peu avant la floraison, dans le mois de juin. Il faut beaucoup de soins pour bien les dessécher. Les racines mondées, coupées en petites parties, on les fait sécher à l'étuve.

PRÉPARATIONS ET DOSES. A l'intérieur : *décoction* tiges avec les feuilles, 15 à 30 gram. par kilo d'eau; *dose* 100 à 200 gram. ; *décoction* de la racine, mêmes quantités. *Sirop* racine 100 gram., eau 200 gram., sucre 200 gram. ; *dose* 30 à 90 gram. ; *extrait* racine en poudre 20 gram., eau 160 gram.; *dose* 20 à 50 gram. A l'extérieur cataplasmes de feuilles pilées.

PROPRIÉTÉS SPÉCIFIQUES. La Saponaire est tonique, apéritive, fondante, légèrement diaphorétique. On l'emploie dans les affections chroniques de la peau, le rhumatisme, la goutte, la syphilis, dans les engorgements des viscères abdominaux, surtout ceux du foie, la jaunisse, l'asthme, la leucorrhée et les flueurs blanches, les engorgements lymphatiques, les cachexies consécutives de fièvres intermittentes rebelles, les affections catarrhales chroniques et les dartres squammeuses. A l'extérieur, la Saponaire en cataplasmes et en fomentations, est employée comme résolutive sur les engorgements lymphatiques et œdémateux.

Sauge. *Salvia officinalis*, sauge officinale, herbe sacrée, sale, thé de la Grèce. Famille *Labiées*.

Cette plante croît dans diverses contrées. On la cultive dans les jardins. (Juin, juillet.)

DESCRIPTION. Racine : souche ligneuse, dure, fibreuse ; tige à rameaux dressés, nombreux, presque quadrangulaires, pubescentes ; feuilles opposées, ovales, lancéolées, longuement pétiolées, épaisses, finement denticulées sur les bords ; fleurs disposées en un épi simple, réunies par verticilles, munies de bractées, caduques, cordiformes ; fruit : 4 semences nues au fond du calice.

NOTIONS CHIMIQUES. L'odeur de la Sauge est forte, aromatique, et sa saveur chaude, piquante et un peu amère. Elle contient un peu d'acide gallique, de l'extractif et une grande quantité d'huile essentielle de couleur verte, et du camphre.

PARTIES USITÉES : Les feuilles et les fleurs.

RÉCOLTE. On récolte les feuilles un peu avant la floraison ou en automne , et même en toute saison , parce qu'elles sont toujours vertes. La dessiccation n'altère nullement leurs propriétés. Les fleurs se cueillent quand elles sont épanouies. La Sauge qui croît dans les lieux secs et élevés est plus énergique que celle que l'on cueille dans les jardins.

PRÉPARATIONS ET DOSES. A l'intérieur *infusion* théiforme de 15 à 30 gram. par kilo d'eau ; *dose* 100 à 200 gram. ; *vin* 15 à 40 gram. par kilo de bon vin ; *dose* 60 à 100 gram ; *poudre* de 1 à 4 gram.; *suc* de 4 à 16 gram. A l'extérieur : de 15 à 60 gram. par kilo d'eau, pour lotions, fomentations; feuilles sèches, fumées dans une pipe ou en cigarette.

PROPRIÉTÉS SPÉCIFIQUES. La Sauge est tonique, stimulante, diurétique et anti-spasmodique. On l'emploie dans l'atonie des voies digestives, les vomissements spasmodiques, les diarrhées anciennes , vers la fin des catarrhes aigus , et dans les catarrhes et les toux chroniques avec expectoration plus ou moins abondante ; dans les vertiges nerveux , le tremblement des membres , la paralysie, les fièvres nerveuses et typhoïdes , la goutte atonique , le rhumatisme chronique , les cachexies , les engorgements froids des viscères abdominaux et l'hydropisie. Les bains de Sauge sont souverains dans le rachitisme , et pour fortifier les enfants débiles.

Saule blanc. *Salix alba , saule commun , osier blanc, saux blanc.* Famille *Salicacées.*

Le Saule blanc est un arbre très commun le long des routes, près des villages , au bord des ruisseaux, des rivières , dans les terrains humides et marécageux. (Mars, avril.)

DESCRIPTION. Racine dure, ligneuse , blanchâtre; tronc droit , revêtu d'une écorce un peu cendrée, s'élevant de 15 à 20 mètres quand on le laisse croître , au lieu de le tailler en boule ; feuilles alternes , velues, blanchâtres , pétiolées , lancéolées , dentées en scie , paraissant après la floraison ; fleurs dioïques, en chatons écailleux , ovoïdes, les chatons mâles cylindriques , pédonculés , un peu velus, composés d'écailles imbriquées, ovales, renfermant chacune deux étamines ; les chatons femelles, grêles , alternes , à écailles oblongues ; aiguës , munies d'un ovaire , d'un style et de deux stigmates ; fruit : capsule uniloculaire , bivalve , polysperme, à graines munies d'une aigrette fine et nacrée.

NOTIONS CHIMIQUES. L'écorce de Saule est inodore, très-amère, et un peu astringente; elle contient une matière d'un brun-rougeâtre;

une matière grasse verte , une matière tannante , de la gomme et du ligneux.

PARTIES USITÉES : L'écorce.

RÉCOLTE. Il faut que l'écorce de Chêne soit prise sur les branches de deux , trois ou quatre ans , récoltées avant la floraison , desséchées promptement à l'étuve , et conservées à l'abri de l'air et de l'humidité.

PRÉPARATIONS ET DOSES. A l'intérieur : *décoction* de 30 à 60 gram. par kilo d'eau ; *dose* 100 à 200 gram. ; *poudre* de 8 à 30 gram. dans 250 gram. de vin ou de bière; *dose* 100 à 250 gram. A l'extérieur : *décoction* pour lotions , fomentations , injections , gargarismes et cataplasmes.

PROPRIÉTÉS SPÉCIFIQUES. L'écorce de Saule blanc est tonique , astringente , fébrifuge et vermifuge. On l'emploie avec succès contre les fièvres intermittentes, les flux muqueux atoniques et surtout les flueurs blanches et la faiblesse des enfants.

L'écorce de Saule blanc doit être considérée comme l'un des toniques fébrifuges , indigènes les plus énergiques, et comme un bon succédané du quinquina , et administrée par conséquent dans les cas où l'emploi du quinquina est indiqué.

A l'extérieur , l'écorce de Saule blanc est employée soit en décoction , soit en poudre , contre les ulcères atoniques ou fongueux , contre la gangrène et la pourriture. A cet égard encore, elle se rapproche du quinquina, et agit de la même manière.

Les bains sont souverains pour les enfants scrofuleux ou ceux qui sont atteints de débilité des extrémités inférieures , en les frictionnant ensuite avec du suc de romarin ou de sauge.

Le suc des feuilles de Saule blanc est efficace pour calmer les ardeurs des organes de la génération.

Scabieuse. *Scabiosa arvensis.* Scabieuse des prés, scabieuse des champs. Famille *Dipsacées.*

La Scabieuse, plante vivace, croît le long des chemins, dans les prés. On la cultive dans les jardins. (Juillet, octobre.)

DESCRIPTION. Racines courtes, peu fibreuses, presque simples, blanchâtres, peu épaisses ; tiges dressées, cylindriques, légèrement fistuleuses, velues, peu ramifiées, hautes de 60 à 70 centimètres ; feuilles pétiolées, opposées, plus ou moins velues et ciliées ; les radicales lancéolées, allongées, légèrement dentées à leur contour ; les caulinaires ailées ou pinnatifides ; fleurs d'un bleu rougeâtre ou violacé, terminales, portées sur de longs pédoncules simples et velus ; fruit : semences ovales, renfermées dans les deux calices persistants.

NOTIONS CHIMIQUES. Toutes les parties de cette plante sont inodores et ont une légère amertume et un peu d'astringence.

PARTIES USITÉES : La racine, l'herbe et les fleurs.

RÉCOLTE. On la récolte en juin ou juillet.

PRÉPARATIONS ET DOSES. A l'intérieur : *décoction* 30 à 60 gram. par kilo d'eau ; *dose* 100 à 200 gram. ; *suc* 30 à 100 gram. ; *sirop* fleurs 30 gram., eau 60 gram., sucre 60 gram. ; *dose* 30 à 90 gram. A l'extérieur : *décoction* pour lotions, fomentations et injections.

PROPRIÉTÉS SPÉCIFIQUES. La Scabieuse est dépurative et sudorifique. Elle s'emploie dans les affections de la peau, les affections syphilitiques, les flueurs blanches, les vertiges et certaines affections catarrhales.

Sceau de Salomon. *Convallaria polygonatum*. Muguet anguleux, grenouillet, signet. Famille *Asparagacées*.

Cette plante vivace est très-commune dans les bois, les lieux ombragés, le long des haies. (Avril, mai.)

DESCRIPTION. Racine, souche traçante, un peu fibreuse, grosse à peu près comme le doigt, irrégulière ; tiges simples, anguleuses, fermes à leur partie supérieure, hautes d'environ 30 à 60 centimètres ; feuilles alternes, ovales, oblongues, sessiles, un peu amplexicaules, glabres, d'un vert glauque, marquées de quelques nervures longitudinales ; fleurs d'un blanc un peu verdâtre, portées sur des pédoncules axillaires, recourbées du côté opposé aux feuilles ; fruit : baies globuleuses, noirâtres, à 3 loges monospermes.

NOTIONS CHIMIQUES. La racine de Sceau de Salomon est d'une saveur douceâtre, visqueuse, un peu âcre et légèrement astringente.

PARTIES USITÉES : La racine et les semences.

RÉCOLTE. La racine peut se récolter en tout temps.

PRÉPARATIONS ET DOSES. A l'intérieur : *Infusion* racine 15 à 30 gram. par kilo d'eau ; *dose* 60 à 150 gram. ; *infusion vineuse* racine 30 gram. pour 500 gram de vin, laisser macérer pendant 24 heures ; *dose* 100 à 200 gram. ; *poudre* 5 à 10 gram. dans 30 gram. de tisane appropriée. A l'extérieur : *décoction* pour lotions et fomentations.

Propriétés spécifiques. La racine de cette plante est excitente, astringente, diurétique et légèrement sudorifique. On l'emploie dans la goutte, le rhumatisme, les affections des voies urinaires, la gravelle, les flueurs blanches, les hémorrhagies et les affections de la peau.

Scolopendre. *Asplenium scolopendrium.* Scolopendre officinale, langue de cerf. Famille *Fougères.*

Cette plante vivace croît dans les fentes des rochers humides, des puits, des citernes, au bord des sources. (Août, septembre.)

Description. Racines petites, brunes et fibreuses, donnant naissance à plusieurs feuilles disposées en touffes, simples, longues de 30 à 40 centimètres, larges d'environ 5 à 6 centimètres, vertes, un peu coriaces, aiguës, échancrées en cœur à leur base, portées sur des pétioles assez longs, très souvent chargées de poils ou d'écailles roussâtres. La fructification est placée sur le dos des feuilles, disposée par paquets nombreux, parallèles entre eux, linéaires et presque perpendiculaires à la nervure du milieu. Ces paquets se composent de capsules uniloculaires, très petites, laissant échapper une poussière très fine que l'on considère comme les semences.

Notions chimiques. La plante fraîche a une odeur herbacée et une saveur styptique. A l'état de dessiccation elle exhale une odeur aromatique agréable, mais faible. Elle contient du mucilage uni à un principe un peu astringent.

Parties usitées : Les feuilles.

Récolte. On emploie cette plante verte ou sèche. On la récolte au commencement de l'automne pour la conserver. Il suffit pour la sécher d'étendre les feuilles ou les suspendre pendant quelques jours.

Préparations et doses. A l'intérieur : *Décoction* 30 à 60 gram. par kilo d'eau ou de bouillon rafraîchissant ; *dose* 100 à 200 gram. ; *suc* exprimé 50 à 100 gram. ; *sirop* suc exprimé 60 gram., sucre 60 gram. ; *dose* 50 à 100 gram.

Propriétés spécifiques. La Scolopendre est apéritive, astringente, diurétique et résolutive. Elle s'emploie dans les obstructions du foie et de la rate, dissipe la jaunisse, le catarrhe pulmonaire, la toux, le crachement de sang, les affections des voies urinaires et la gravelle ; dans les cas où l'état des organes réclame une médication graduellement active.

Scrofulaire. *Scrophularia aquatica.* Bétoine d'eau, herbe du siége. Famille *Scrofulariacées.*

La Scrofulaire aquatique, plante vivace, se trouve partout, dans les lieux humides, les fossés remplis d'eau , les bois. (Juin, août.)

DESCRIPTION. Racines fibreuses, touffues, presque fasciculées ; tiges dressées, glabres, quadrangulaires, hautes d'environ 1 mètre; feuilles opposées, pétiolées, ovales, oblongues, presque cordiformes, crénelées, un peu obtuses à leur sommet ; fleurs d'un rouge tirant sur le brun, disposées en une petite grappe terminale, garnie de petites bractées opposées , lancéolées ; fruit : capsule bivalve contenant des semences petites et nombreuses.

NOTIONS CHIMIQUES. La scrofulaire aquatique exhale , lorsqu'on la froisse , une odeur fétide très repoussante. Sa saveur est amère, âcre et très nauséeuse. Elle contient une matière très amère et divers sels.

PARTIES USITÉES : La racine et les feuilles.

RÉCOLTE. On récolte l'herbe avant la floraison , et les racines à l'automne ou au printemps.

PRÉPARATIONS ET DOSES. A l'intérieur : *décoction*, racine 30 à 50 gram. par kilo d'eau ; *dose* 100 à 200 gram. ; *décoction* des feuilles 30 à 60 gram. par kilo d'eau : *dose*, 100 à 200 gram. ; *suc* exprimé des feuilles 20 à 50 gram. ; *sirop* suc exprimé 50 gram.; sucre 100 gram. ; *dose* 30 à 50 gram.; *poudre*, de la racine ou des feuilles 3 à 6 gram. dans 50 gram. de vin blanc ou de bière. A l'extérieur : *décoction* aqueuse ou vineuse pour lotions, fomentations , bains locaux. Feuilles en cataplasmes.

PROPRIÉTÉS SPÉCIFIQUES. La Scrofulaire est excitante, tonique, purgative, vermifuge et résolutive. Elle s'emploie avec succès dans les affections scrofuleuses , les engorgements glanduleux, les dartres , les affections chroniques de la peau , les ulcères scrofuleux, atoniques ou gangréneux , dans les obstructions des viscères abdominaux et les affections vermineuses. L'action stimulante de la scrofulaire modifie les plaies de mauvais caractères , tonifie les chairs, prévient et détruit la tendance à la pourriture, par son usage , soit en décoction aqueuse ou vineuse, soit en cataplasme ou topique des feuilles pilées

Seigle ergoté. *Secale cornutum.* Ergot , seigle cornu , seigle noir , clou de seigle , seigle à éperon , seigle corrompu ,

seigle ivré , faux seigle , calcar , ébrun , chambucle, blé avorté.
Famille *Graminées.*

L'ergot de seigle est une excroissance longiforme qui se développe sur l'ovaire du seigle , à la place de la graine de cette
plante. Il vient de préférence dans les terres humides et légères
et sur le bord des chemins. (Juin , juillet).

DESCRIPTION. L'ergot de seigle est en général allongé, recourbé,
ayant une certaine ressemblance avec l'ergot du coq. Il est pres-
queq natre fois plus gros que la graine de seigle , long de 14 à
18 millimètres , brun violacé et un peu poudreux à l'extérieur,
d'un blanc mat , légèrement nuancé de violet à l'intérieur. A
l'état frais , il présente à une de ses extrémités une petite tumeur
qui est évidemment le détritus de la fleur , et que les naturalistes ont appelé sphacelia.

NOTIONS CHIMIQUES. L'ergot a une odeur vireuse , une saveur
amère et légèrement mordicante. Il contient une huile grasse, une
matière grasse , cristallisable , de la cérine , de l'ergotine , de
l'osmazôme , de la mannite , une matière gommeuse , extractive
et colorante , de l'albumine , de la fongine , du phosphate de
potasse , de la chaux et du silice.

PARTIES USITÉES : L'ergot en poudre.

RÉCOLTE. L'ergot doit être recueilli sur l'épi du seigle; quand
on le ramasse dans la grange , il a déjà perdu de ses propriétés,
d'autant plus qu'il absorbe l'humidité de l'air. L'ergot blanc est
aussi énergique que celui qui est violacé. L'ergot doit être con-
servé dans un lieu sec et être rejeté au bout de denx années de
vétusté.

PRÉPARATIONS ET DOSES. A l'intérieur *Infusion* à chaud ou à
froid; *poudre* 1 à 8 gram. dans 250 gram. d'eau sucrée , de vin
blanc , de bouillon ou d'infusion de feuilles d'oranger , de menthe , de tilleul ; *dose* 100 à 200 gram. *vin* poudre 5 gram., vin
rouge ou blanc 200 gram.; *dose* 30 à 100 gram.; *sirop* , poudre
15 gram., eau 90 gram., sucre 125 gram.; *dose* 20 à 60 gram.
A l'extérieur : *Eau hémostatique* , seigle ergoté concassé 100
gram. , eau bouillante 500 gram. ; triturez par lescivation, ajoutez à la colature, alcoolat de citron 5 gram, , en topique hémostatique très puissant ; *poudre* 1 à 3 gram. pour lavements et
injections.

PROPRIÉTÉS SPÉCIFIQUES. L'ergot est tonique , stimulant , astringent, anti-spasmodique, sédatif et légèrement narcotique. Il convient dans les diverses affections de l'utérus, l'hystérie, les hémoragies utérines, les coliques spasmodiques, les gastralgies, l'atonie de l'estomac et des organes digestifs et les céphalalgies nerveuses.

Séneçon. *Senecio vulgaris.* Erygeron des anciens. Famille *Synanthérées.*

Cette plante annuelle croît abondamment dans les lieux cultivés, les jardins et le long des murailles. (Juillet, août).

DESCRIPTION. Racine petite, blanche ; tige tendre, fistuleuse, rameuse, striée, haute de 30 centimètres environ. Feuilles alternes, molles, épaisses, embrassantes, ailées, un peu velues en dessous. Fleurs fosculeuses, jaunâtres, solitaires, disposées en corymbes, réunies dans un involucre à un seul rang de folioles noirâtres, entouré de quelques bractées à sa base tout l'été. Fleurons courts, nombreux, hermaphrodites, à 5 divisions, 5 étamines, 1 style ; semences ovales, longues, brunes, couronnées d'une aigrette simple, molle, sessile.

NOTIONS CHIMIQUES. Le Séneçon est inodore ; d'une saveur douceâtre et amère. Il contient de l'amidon, de l'albumine, une matière amère et du sel de potasse.

PARTIES USITÉES : Les feuilles, les semences, et quelquefois toute la plante.

RÉCOLTE. Ne présente rien de particulier.

PRÉPARATIONS ET DOSES. A l'intérieur : *decoction* 30 à 60 gram. par kilo d'eau ; *dose* 100 à 200 gram. ; *suc exprimé* 60 à 100 gram. A l'extérieur : *décoction* pour lotions et lavements; feuilles en cataplasmes.

PROPRIÉTÉS SPÉCIFIQUES. Le Séneçon est adoucissant, apéritif ; vermifuge et un peu résolutif. Il convient dans les affections du foie, la jaunisse, les flueurs blanches et les affections vermineuses.

A l'extérieur, le Séneçon, en cataplasmes, est employé dans les maux de gorge inflammatoires, l'engorgement laiteux des mamelles, les phlegmons, les croûtes de lait, la rétention d'urine ; en lavement, on l'emploie pour calmer les douleurs intestinales,

Sénevé blanc. *Sinapis alba,* moutarde blanche, moutarde anglaise, moutardin. Famille *Crucifères.*

Le Sénevé blanc croît dans les champs cultivés. (Juillet, août.)

Description. Racine un peu épaisse, blanchâtre, presque droite; tiges dressées, rameuses, cylindriques, glauques et glabres, hautes de 50 à 60 centimètres; feuilles lobées, siliques, hérissées de poils, étalées et terminées par une corne longue et ensiforme; semences sphériques, jaunâtres, luisantes, lisses, plus grosses de moitié que celles de la moutarde noire.

Notions chimiques. Les semences sont âcres, d'une odeur nulle quand elles sont entières, très piquantes quand on les pulvérise avec l'eau ou le vinaigre. Elles contiennent de l'huile fixe, de l'albumine végétale, de la myrosine, du myronate de potasse, du sucre, une matière verte particulière, quelques sels, et de la sulpho-sinapisine.

Parties usitées : Les semences.

Récolte. Elle se fait vers la fin du mois d'août. On la sème vers la fin de mars.

Préparations et doses. A l'intérieur : *semence* entière ou concassée 8 à 15 gram. seules ou dans 300 gram. de lait ; *vin* ou *bière* semence 15 à 30 gram. par kilo de vin ou de bière ; *dose* 30 à 100 gram., suivant l'effet qu'on veut produire.

Propriétés spécifiques. Les semences de Moutarde blanche, à petite dose, sont excitantes, anti-scorbutiques, purgatives et toniques. On les emploie dans l'atonie de l'estomac et des organes digestifs quand il n'y a pas d'irritation ou inflammation, dans l'hypocondrie, les pâles couleurs, la cachexie, les engorgements atoniques, les hydropisies, certains catarrhes chroniques, la paralysie et surtout les affections scorbutiques, les rhumatismes, les fièvres intermittentes et les engines graves, dans les constipations opiniâtres, les flatuosités et le catarrhe de la vessie.

On peut donner la Moutarde blanche à jeun, ou le soir, au moment où les malades se mettent au lit. On peut encore, sans inconvénient, l'administrer au commencement du repas. La dose peut être portée de 15 à 30 gram.

Serpolet. *Thymus serpyllum*, thym serpolet, serpolet, thym sauvage, serpoule, pilolet, poleur, pouliet. Famille *Labiées*.

Le Serpolet croît partout, sur les pelouses sèches, sur les collines, le long des chemins, et dans les terrains arides. (Juin-septembre.)

Description. Racines rougeâtres, dures, grêles, chevelues, ligneuses ; tiges nombreuses, couchées sur la terre, rameuses, diffuses, un peu rougeâtres, de 8 à 15 centimètres de hauteur ; feuilles opposées, petites, planes, peu pétiolées, dures, ovales, quelquefois lancéolées ; fleurs purpurines, quelquefois blanches, réunies en épis très courts, souvent en têtes terminales au sommet des rameaux ; fruit : quatre petites semences situées au fond du calice.

NOTIONS CHIMIQUES. Le Serpolet a une odeur agréable et une saveur amère légèrement camphrée et un peu âcre. Il contient une huile essentielle très fragrante, du camphre, de la chlorophylle, une matière grasse, du tannin, du carbonate de potasse, et du sulfate de potasse et de chaux.

PARTIES USITÉES : Les sommités fleuries.

RÉCOLTE. Ne présente rien de particulier.

PRÉPARATIONS ET DOSES. A l'intérieur : *infusion* théiforme 12 à 15 gram. par kilo d'eau ; *dose* 100 à 200 gram. ; *poudre* 2 à 4 gram. mêlée dans 30 gram. de vin blanc ou du miel; *sirop* sommités fleuries 8 gram., eau 100 gram. , sucre 100 gram.; *dose* 30 à 60 gram. A l'extérieur : *décoction* pour bains, lotions, et fomentations.

PROPRIÉTÉS SPÉCIFIQUES. Le Serpolet est tonique, excitant, antiscorbutique, emménagogue et vermifuge. Il convient dans la débilité de l'estomac et des organes digestifs, les flatuosités, les catarrhes chroniques, l'asthme humide, la coqueluche, la toux nerveuse, la suppression des règles, les flueurs blanches, et certaines affections vermineuses.

Les bains préparés avec cette plante sont utiles dans la faiblesse générale, les rhumatismes chroniques, les scrofules, le rachitisme et la paralysie. Sa décoction est employée en lotions contre la gale, et en fomentations sur l'œdème, les infiltrations séreuses et les ecchymoses.

Stramoine. *Datura stramonium*, pomme-épineuse, chasse-taupe, estramon. Famille *Solanacées*.

Le Stramoine croît sur les bords des chemins, près des habitations, dans les champs, les lieux sablonneux et les décombres. (Juin-septembre.)

DESCRIPTION. Racine rameuse, fibreuse et blanchâtre ; tige herbacée, forte, dressée, cylindrique, creuse, verte, très rameuse, diffuse, un peu pubescente à sa partie supérieure, de la hauteur d'un mètre et plus ; feuilles grandes, alternes, pétiolées, ovales, à sinus anguleux, inégaux, saillants et aigus, d'un vert foncé en dessus, blanchâtres en dessous; fleurs blanches ou violettes, très grandes, extra-axillaires, solitaires, portées sur de courts pédoncules pubescents; fruit : capsule grosse comme un œuf de pigeon, ovoïde, presque pyramidale, chargée de pointes fortes, aiguës, piquantes; pomme-épineuse, marquée de quatre sillons indiquant quatre loges incomplètes, communiquant entr'elles deux à deux, et contenant des semences noires, réniformes, comprimées, à surface chagrinée.

NOTIONS CHIMIQUES. La Stramoine a une odeur vireuse et nauséabonde ; sa saveur est âcre et amère. Les feuilles contiennent de la gomme, une matière extractive, de la fécule, de l'albumine, de la résine et divers sels.

PARTIES USITÉES : Les feuilles sèches.

RÉCOLTE. On récolte les feuilles au mois de juillet pour les faire sécher. La dessiccation enlève à cette plante son odeur et sa saveur sans nuire à ses propriétés.

PRÉPARATIONS ET DOSES. Feuilles sèches et brisés en fumée dans une pipe ou une cigarette.

PROPRIÉTÉS SPÉCIFIQUES. Les bons effets du Datura stramonium dans l'asthme, les toux chroniques résultant des anciens catarrhes ne peuvent plus être contestés, car rien ne peut produire les mêmes soulagements. C'est au moment où on éprouve une sorte de vertige que le soulagement commence à se manifester; l'influence de cet agent est même puissante sur le paroxysme des accès d'asthme.

Sureau. *Sambucus nigra.* Sureau noir, sureau commun, séu, saoü. Famille *Caprifoliacées.*

Cet arbre croît naturellement dans les haies, les terrains gras et frais. On le cultive dans les jardins. (Juin, juillet.)

DESCRIPTION. Racine d'un blanc jaunâtre ; tiges droites, cylindriques, de 3 à 4 mètres et quelquefois plus, à écorce de couleur cendrée, à rameaux verdâtres, fistuleux, remplies d'une moëlle très-blanche ; feuilles pétiolées, opposées, d'un beau vert foncé, ailées avec une impaire, à 5 ou 7 folioles, ovales, lancéolées et dentées en scie ; fleurs petites, blanchâtres, très-nombreuses, odorantes, disposées en corymbes terminaux et ombelliformes; fruits : baies succulentes, presque globuleuses, rouges d'abord, puis noires à la maturité, contenant 3 ou 4 petites graines allongées, friables.

Notions chimiques. L'odeur des feuilles de Sureau, lorsqu'on les froisse, est très-désagréable ; les fleurs exhalent, à l'état frais, une odeur nauséeuse et comme fétide. A l'état sec, leur odeur est plus faible et moins désagréable ; leur saveur est amère. Elles contiennent de l'huile volatile, du soufre, du gluten ; de l'albumine végétale, de la résine, un principe astringent, de l'extractif azoté, de l'extractif oxidé; quelques sels de chaux et de potasse.

Parties usités : Les fleurs, les feuilles, les baies, l'écorce intérieure des branches et celle de la racine.

Récolte. Les fleurs doivent être récoltées vers la fin de juin, lorsqu'elles sont bien épanouies. Il faut les sécher promptement, et les placer à l'abri de l'humidité Les baies se récoltent en automne, la seconde écorce un peu avant la floraison, en ayant soin d'enlever par lambeaux l'écorce verte qui est dessus. Il faut l'employer fraîche, car la dessiccation lui fait perdre ses propriétés. Pour la seconde écorce des racines, on les dépouille du tissu cellulaire extérieur et de l'épiderme ; en les frottant avec un linge rude, on enlève ensuite toute la partie charnue pour la piler et en retirer le suc.

Préparations et doses. A l'intérieur : *décoction comme purgatif* 20 à 30 gram. de baies ou de feuilles par 500 gram. d'eau à prendre à jeun en deux ou trois fois, à une demi-heure ou une heure d'intervalle ; *décoction diurétique* : écorce moyenne de sureau 8 gram., eau 300 gram.; faites réduire d'un tiers ; *dose* 15 à 30 gram.; *décoction hydragogue* : écorce intérieure de sureau 20 à 50 gram., eau 500 gram., lait 500 gram.; faites bouillir et réduire de moitié; *dose* 250 gram. matin et soir. ; *suc de la racine*, 15 à 100 gram. progressivement ; *suc de l'écorce moyenne*, 15 à 100. gram. seule ou mêlée à du vin blanc.; *vin* 150 gram. d'écorce intérieure pour 1 kilo de vin blanc, laisser infuser à froid pendant 48 heures ; *dose*, 60 à 100 gram. et plus ; *infusion théiforme* des fleurs sèches comme sudorifique 2 à 10 gram. et plus par kilo d'eau à prendre par tasses chaudes. A l'extérieur : fleur en *infusion* pour fomentations, lotions et fumigations ; *décoction* de l'écorce ou des feuilles comme résolutif.

Propriétés spécifiques. Le Sureau est purgatif, sudorifique et diurétique. Il convient dans les hydropisies, les engorgements articulaires, lymphatiques, glanduleux, les dartres, l'épilepsie, le rhumatisme, les obstructions des viscères abdominaux, la jaunisse et certaines affections de la peau et des voies urinaires.

L'efficacité du Sureau dans les maladies sus-énumérées est journellement constatée par les meilleurs praticiens.

Tamarisque. *Tamarix gallica*, *Tamariscus Narbonnensis*. Famille *Portulacées*.

Cet arbrisseau croît le long des fleuves, dans les prairies. On le cultive dans les bosquets d'agrément. Il se plaît dans les terrains sablonneux et humides. (Mai, juin, juillet.)

DESCRIPTION. Tige haute de trois à quatre mètres, se divisant en rameaux grêles, flexibles, touffus, étalés, d'un brun rougeâtre; feuilles imitant celles des cyprès ou des bruyères ; alternés, petites, courtes, pointues, très-rapprochées, d'un beau vert ; fleurs blanches, teintes de pourpre, munies de petites bractées , et disposées en grappes terminales. Capsules triangulaires, égales à la longueur du calice.

NOTIONS CHIMIQUES. L'écorce mince, d'un brun cendré, est d'une saveur amère et un peu acerbe. Elle contient du sulfate de soude et divers principes moins actifs.

PARTIES USITÉES : Ecorce et feuilles.

RÉCOLTE. L'écorce se récolte au printemps ; les feuilles pendant toute la belle saison.

PRÉPARATIONS ET DOSES. A l'intérieur : *décoction* 15 à 30 gram. par kilo d'eau ou de vin blanc; *dose* 100 à 200 gram. ; *poudre* 2 à 4 gram. dans 30 gram. de vin ou de bouillon.

PROPRIÉTÉS SPÉCIFIQUES. L'écorce de Tamarisque est tonique, diurétique, sudorifique et apéritive. Elle convient dans l'atonie des organes digestifs , les obstructions du foie , de la rate et des viscères ; dans les affections des voies urinaires, les flux muqueux, la diarrhée, la dyssenterie, les flueurs blanches, les affections catarrhales, l'hydropisie l'ascite et la goutte.

Tanaisie. *Tanacetum vulgare*, tanaisie commune, herbe aux vers, herbe Saint-Marc , barbotine indigène. Famille *Synanthérées*.

Cette plante vivace croît dans les prairies, le long des chemins, dans les terrains incultes et un peu humides. On la cultive dans les jardins. (Juillet-septembre.)

DESCRIPTION. Racines ligneuses, rameuses, longues ; tiges dressées, fortes, glabres , assez nombreuses , striées, cylindriques , rameuses, à rameaux paniculés ; feuilles alternes ; amples, pétiolées , planes , glabres , incisées et dentées, à folioles décurrentes et pinnatifides ; fleurs d'un beau jaune , nombreuses, hémisphériques, disposées en corymbes terminaux très-compactes; fruits : semences couronnées par un rebord membraneux.

NOTIONS CHIMIQUES. Toutes les parties de la Tanaisie exhalent une odeur forte, pénétrante ; leur saveur est aromatique, très-amère, nauséeuse. Elle contient une huile volatile, une huile grasse, de la résine, une matière tenant le milieu entre la cire et la stéarine, de la chlorophylle, de la gomme, un principe colorant jaune et de l'extractif.

PARTIES USITÉES : Les feuilles, les fleurs et les graines.

RÉCOLTE. Les fleurs se récoltent au mois d'août, les graines en septembre et octobre. La dessiccation ne lui fait rien perdre de ses qualités,

PRÉPARATIONS ET DOSES. A l'intérieur : *infusion* de 15 à 30 gram. par kilo d'eau bouillante ; *dose* 100 à 200 gram. ; *vin* feuilles et fleurs 10 gram., vin blanc 150 gram.; *dose* de 60 à 100 gram.; *sirop* feuilles et fleurs 10 gram., eau 100 gram., sucre 125 gram. ; *dose* 15 à 60 gram. A l'extérieur ; *décoction* en lavements, fomentations et lotions ; *huile* fleurs et feuilles 10 gram. infusée dans 125 gram. d'huile d'olive, pour frictions et ambrocations.

PROPRIÉTÉS SPÉCIFIQUES. La Tanaisie est tonique, excitante, vermifuge et emménagogue. Elle convient dans l'atonie des voies digestives, les fièvres intermittentes, les pâles couleurs, l'aménorrhée avec asthénie, les flueurs blanches, l'hystérie, les affections vermineuses et la suppression des règles.

A l'extérieur, la Tanaisie est employée en cataplasmes sur le bas-ventre comme vermifuge. Elle s'est montrée utile, soit en cataplasmes, fomentations ou en frictions dans les entorses, les contusions, les rhumatismes chroniques, les engorgements lymphatiques, les ulcères atoniques, sordides, vermineux ou gangréneux.

Tilleul. *Tilia Europœa*, tilleul d'Europe, tilleul commun, tillot, thé d'Europe. Famille *Tiliacées.*

Ce bel arbre croît naturellement dans les forêts, et est cultivé dans les parcs, les jardins, les promenades publiques, dont il fait l'ornement. (Juin, juillet.)

DESCRIPTION. Racines fortes, ligneuses, tige d'environ 15 à 18 mètres, à écorce épaisse, crevassée, à rameaux glabres, nombreux; feuilles fermes, pétiolées, alternes, un peu arrondies, échancrées en cœur à la base, aiguës au sommet, glabres en dessus, pubescentes en dessous, à dentelures mucronées ; fleurs odorantes, axillaires, d'un blanc sale, disposées en un petit corymbe vers le milieu d'une bractée membraneuse, étroite, allongée, lancéolée, d'un blanc jaunâtre ; fruits petits, presque globuleux, un peu pubescents, munis de cinq côtes peu sensibles ; capsule supérieure, coriace, globuleuse, indéhiscente.

Notions chimiques. Les fleurs de Tilleul contiennent une huile volatile odorante, du tannin colorant, du sucre, beaucoup de gomme et de la chlorophylle.

Parties usitées : Les fleurs.

Récolte. On récolte les fleurs de Tilleul dans le mois de juin. On doit séparer les fleurs des bractées, car ces derniers n'ont aucun principe ; on les fait sécher à l'étuve ou au soleil pour les conserver belles et odorantes.

Préparations et doses. A l'intérieur : *infusion* théiforme fleurs 1 à 4 gram. pour 250 gram. d'eau ; *dose* 100 à 200 gram., plus ou moins sucrée ; *sirop* fleurs 5 gram., eau 60 gram., sucre 60 gram.; *dose* 50 à 100 gram. A l'extérieur : *infusion* et *décoction* des fleurs, de l'écorce ou des feuilles, en bains et fomentations.

Propriétés spécifiques. Les fleurs de Tilleul sont anti-spasmodiques et légèrement diaphorétiques. Elles conviennent dans les affections nerveuses, l'hystérie, l'hypocondrie, la migraine, la cardialgie, les vomissements nerveux, les indigestions, les diarrhées séreuses, le refroidissement, la courbature, les coliques et les frissons fébriles.

Les bains préparés avec les fleurs, l'écorce ou les feuilles de Tilleul, conviennent pour diminuer l'irritation qui existe dans certaines affections nerveuses, surtout dans l'hystérie.

Tormentille. *Tormentilla erecta*, tormentille droite, tormentille tubéreuse, tourmentille, blodrot. Famille *Rosacées*.

Cette plante vivace croît dans les bois, les lieux frais, le long des haies et les pâturages ombragés. (Juin, juillet.)

Description. Racine : souche épaisse, courte, tuberculée, ronde vers la partie supérieure, presque ligneuse ; à écorce inégale, d'un brun foncé en dehors, rougeâtre en dedans, un peu chevelue à sa partie inférieure ; tiges nombreuses, dressées, ramifiées; feuilles sessiles, à 3 ou 5 folioles ovales, allongées, dentées en scie, légèrement pubescentes, d'un vert plus foncé à la surface supérieure;

fleurs petites, d'un jaune vif, solitaires, sur des pédoncules axillaires; fruits : graines nues et lisses.

NOTIONS CHIMIQUES. L'odeur de cette racine, comme de toute la plante, est nulle; sa saveur est styptique et un peu aromatique. Elle contient de la gomme, du tannin, de la myricine, de la cérine, une matière rouge, de l'extrait gommeux, de l'extractif, des traces d'huile volatile, de la fibre ligneuse et de l'eau.

PARTIES USITÉES : La racine.

RÉCOLTE. On peut l'employer fraîche toute l'année. C'est dans la belle saison qu'il faut récolter cette racine pour la sécher et la conserver. Celle qui se trouve dans les bois et les pâturages secs est préférable.

PRÉPARATIONS ET DOSES. A l'intérieur : *décoction* de 15 à 30 gram. par kilo d'eau; *dose* 100 à 200 gram.; *poudre* 10 gram., vin blanc 200 gram.; *dose*, 60 à 100 gram. A l'extérieur, *décoction*, 30 à 60 gram. par kilo d'eau, pour lotions et fomentations; *poudre*, quantité suffisante pour cataplasme.

PROPRIÉTÉS SPÉCIFIQUES. La Tormentille est astringente et tonique. Elle est employée dans les flux et écoulements muqueux atoniniques, les hémorrhagies passives, les fièvres intermittentes, le crachement de sang, l'hématurie et les flueurs blanches. A l'extérieur la décoction de cette plante s'emploie en gargarisme dans les cas de ramollissement des gencives, et pour résoudre les contusions, les ecchymoses, les panaris et les furoncles.

La Tormentille est un des meilleurs astringents indigènes connus; c'est une plante trop négligée, sa racine devrait être recueillie et employée plus qu'on ne fait.

Troëne. *Ligustrum vulgare, ligustrum germanicum.* Famille *Jasminacées.*

Cet arbrisseau croît naturellement dans les haies et dans les bois. (Juin, juillet).

DESCRIPTION. Tiges de 2 à 3 mètres, à rameaux opposés, cylindriques, flexibles, d'une couleur cendrée. Feuilles ovales, lancéolées, glabres, entières, d'un vert gai, courtement pétiolées, persistantes dans les hivers doux. Fleurs blanches, petites, odorantes, disposées en panicules ou en thyrse à l'extrémité des rameaux. Fruits : baies mûrissant en automne, se colorant d'un pourpre noir, et restant sur l'arbrisseau une partie de l'hiver.

NOTIONS CHIMIQUES. Les fleurs sont odorantes; les feuilles ont une saveur acerbe et légèrement piquante. Les baies fournissent une couleur noire et un bleu turquin.

PARTIES USITÉES : Les feuilles , les fleurs et les fruits.

RÉCOLTE. On récolte les feuilles et les fleurs pendant l'été ; les fruits en automne.

PRÉPARATIONS ET DOSES. *Décoction* , feuilles et fleurs 40 à 60 gram. par kilo d'eau ; *dose* 100 à 200 gram. ; *suc* des feuilles , des fleurs et des fruits 60 à 100 gram. A l'extérieur : *décoction* aqueuse ou vineuse, feuilles et fleurs 20 à 40 gram. pour 500 gram. d'eau en gargarisme avec addition d'un peu de miel.

PROPRIÉTÉS SPÉCIFIQUES. Cette plante est vulnéraire , détersive et astringente. On l'emploie avec succès dans les flux muqueux, les hémorragies passives, le crachement de sang, la diarrhée, la dyssenterie. A l'extérieur , en gargarisme son efficacité ne peut être contestée, dans les maux de gorge, les aphthes, la stomatite, les ulcères scorbutiques de la bouche , le relâchement de la luette , l'engorgement chronique des amygdales , des gencives et certaines douleurs de dents.

Tussilage. *Tussilago vulgaris.* Tussilage commun , pas-d'âne , pas-de-cheval, herbe de Saint-Guérin, taconnet, procheton. Famille *Synanthérées.*

Le Tussilage , plante vivace , se trouve aux bords des ruisseaux , des fontaines, des fossés, dans les terrains argileux , sur les coteaux humides et gras. (Avril , mai).

DESCRIPTION. Racines longues , grêles , traçantes , blanchâtres. Tiges ; hampes droites , simples , uniflores , fistuleuses , longues de 10 à 15 centimètres , garnies d'écailles , membraneuses, lancéolées. Feuilles toutes radicales , pétiolées , arrondies , cordiformes , lisses , dentées , d'un vert gai en dessus, blanchâtres et cotonneuses en dessous. Fleurs radiées , solitaires , d'un beau jaune de soufre , formées par la réunion d'une multitude de petites fleurs paraissant avant les feuilles. Fruits : semences couronnées par des aigrettes simples et sessiles , quelquefois pédicellées.

NOTIONS CHIMIQUES. Les fleurs ont une odeur forte, agréable, et une odeur douce et aromatique ; les feuilles sont amères et mucilagineuses. Elles contiennent du tannin, un principe extractif, de la gomme, du sucre, une huile volatile et divers sels.

PARTIES USITÉES : Les feuilles et les fleurs.

RÉCOLTE. On récolte les fleurs en février, mars et avril, les feuilles en été. Les fleurs doivent être bien séchées à l'étuve.

PRÉPARATIONS ET DOSES. 'A l'intérieur : *infusion théiforme* des fleurs, 20 à 30 gram. par kilo d'eau bouillante; *dose* 100 à 200 gram. ; *Sirop*, fleurs 100 gram., eau 200 gram., sucre 500 gram. ; *dose* 60 à 100 gram ; *suc* des feuilles ou des fleurs 50 à 100 gram. A l'extérieur, *décoction* des feuilles, 50 à 100 gram. et plus par kilo d'eau, pour fomentations, lotions, injections et fumigations. Feuilles pilées en cataplasmes. Feuilles sèches fumées comme du tabac.

PROPRIÉTÉS SPÉCIFIQUES : Les feuilles et les fleurs de tussilage sont béchiques, pectorales, détersives, légèrement stimulantes et toniques. On les emploie dans les affections chroniques ou récentes de poitrine, des voies respiratoires, le catarrhe pulmonaire, la toux chronique et la coqueluche, dans les affections scrofuleuses et lymphatiques.

A l'extérieur, la décoction vineuse des feuilles est efficace sur les plaies scrofuleuses tendant à se transformer en ulcères. Les feuilles desséchées, fumées comme du tabac, contre certaines douleurs des dents et l'asthme humide.

Valériane. *Valeriana officinalis*. Valériane officinale, valériane sauvage, herbe-au-chat. Famille *Valérianacées*.

Cette plante vivace se trouve sur le bord des rivières, aux lieux un peu humides, dans les bois. (Juin, octobre).

DESCRIPTION. Racines fibreuses, jaunâtres à l'extérieur, blanchâtres à l'intérieur, légèrement amères. Tiges dressées, fistuleuses, cannelées, glabres ou légèrement pubescentes, hautes de 1 mètre à 1 mètre 50 centimètres. Feuilles opposées, pétiolées, ailées, avec une impaire, à folioles sessiles, lancéolées, aiguës, lâchement dentées sur les bords. Fleurs d'un blanc rougeâtre, disposées en cymes corimbyformes, axillaires, formant un panicule très étalé, composé de rameaux opposés, munis à la base de bractées linéaires. Fruit : akène ovoïde, couronnée par une aigrette plumeuse, et contenant des semences nombreuses cylindriques.

NOTIONS CHIMIQUES. Cette racine est d'une odeur forte, nauséeuse, désagréable, qui plaît beaucoup aux chats. Sa saveur est âcre et amère. Elle contient de l'huile volatile, de la résine, de l'extrait aqueux, une matière particulière, de l'amidon et du ligneux.

PARTIES USITÉES : La racine.

RÉCOLTE. On récolte cette racine au printemps, avant la pousse des tiges. Il faut la choisir grosse, bien nourrie, ayant trois ans. Après l'avoir bien mondée, on la porte à l'étuve. Celle qui croît dans les lieux secs ou sur les montagnes doit être préférée, comme ayant une odeur, une saveur, et conséquemment des propriétés plus développées.

PRÉPARATIONS ET DOSES. A l'intérieur : *décoction* ou *infusion* à vase clos, de 15 à 60 gram. par kilo d'eau; *dose* 100 à 200 gram.; *sirop*, racine en poudre 10 gram., eau 90 gram., sucre 100 gram.; *dose* 30 à 60 gram.; *vin*, racine en poudre 15 à 40 gram. par 500 gram. de vin blanc; *dose* 100 à 200 gram.

A l'extérieur : *décoction*, de 30 à 100 gram. par kilo d'eau, pour bains, lavements et fomentations.

PROPRIÉTÉS SPÉCIFIQUES. La Valériane est anti-spasmodique, vermifuge et fébrifuge. On l'emploie avec avantage dans les affections nerveuses, l'hystérie, la chorée, l'hypocondrie, la migraine, la catalepsie, l'asthme convulsif, le tremblement des membres, le hoquet opiniâtre, les vomissements nerveux, la gastralgie, les paralysies circonscrites liées à des névroses, les palpitations nerveuses, les flatuosités, l'aphonie nerveuse, les convulsions des enfants et surtout l'épilepsie, les fièvres intermittentes, les fièvres ataxiques et adynamiques, le typhus.

La poudre de la racine de valériane, prise comme tabac, est très efficace contre l'affaiblissement amaurotique de la vue, et mêlée à une égale quantité de poudre de fleurs d'arnica pulvérisées, prise de la même manière, est souveraine contre l'ambliopie.

La décoction en gargarisme s'emploie dans les ulcérations enflammées de la bouchée. Les feuilles sont employées sur les ulcères atoniques des jambes, et peuvent être guéries avec la pommade de valériane, composée de la racine de valériane finement pulvérisée et de l'axonge.

Vélar. *Erysimum officinale.* Sysombre officinal, herbe au chantre, érysme officinal, tortelle, moutarde des haies. Famille *Crucifères.*

Le Vélar, plante annuelle, croît sur les bords des chemins, le long des haies et des murs. (Mai, septembre).

DESCRIPTION. Racine divisée en plusieurs fibres longues et menues. Tige de 30 à 80 centimètres dressée, s'élevant en se tordaut sans régularité , rude , velue , rameuse supérieurement, rameau étalés. Feuilles pétiolées, d'un vert sombre, comme bleuâtre, les radicales et les inférieures roncinées-pinnatipartites, à 5-11 lobes oblongs, dentés, le terminal plus ample , les supérieures hastées, à lobes étroits, le terminal oblong-allongé. Fleurs jaunes, extrêmement petites, disposées en épis grêles le long des rameaux. Fruits : siliques allongées , humides , en forme d'alène , serrées contre les rameaux.

NOTIONS CHIMIQUES. Le Vélar est inodore ; les feuilles et surtout les rameaux fleuris et les semences ont une saveur âcre et puante. Il paraît contenir des principes analogues à ceux des crucifères en général.

PARTIES USITÉES : Les feuilles fraîches , les graines.

RÉCOLTE. On récolte le Vélar en mai et juin pour l'employer frais. Quand on veut le conserver , il faut le cueillir le plus tard possible.

PRÉPARATIONS ET DOSES. A l'intérieur : *infusion* de 30 à 60 gram.- par kilo d'eau bouillante ; *dose* 100 à 200 gram. ; *suc* de 15 à 30 gram. ; *sirop* suc 200 gram., sucre 1 kilo ; *dose* 30 à 60 gram.

PROPRIÉTÉS SPÉCIFIQUES. Le Vélar est stimulant , béchique et expectorant. On l'emploie avec avantage contre les catarrhes pulmonaires chroniques , les toux opiniâtres , les enrouements , la perte de la voix résultant d'un exercice forcé des organes respiratoires , et dans la coqueluche.

Le sirop de Vélar doit être préféré aux sirops de Lamouroux, de Flon, de nafé d'Arabie, aux pâtes de Regnault , et à tant d'autres productions accréditées par les annonces de l'industrialisme, que la crédulité accueille toujours avec empressement, et dont on fait usage sans en éprouver de résultats si habilement prônés pour vider les bourses.

Verge d'or. *Solidago virga aurea* , verge d'or commune. Famille *Synanthérées.*

Cette plante croît dans les bois , les vallons montueux et dans les pâturages secs. (Août, Septembre).

DESCRIPTION. Racine traçante, brune , fibreuse; tiges droites , dures, cannelées, anguleuses, plus ou moins flexueuses, d'un brun rougeâtre inférieurement , vertes et pubescentes vers le sommet; feuilles pointues; dentées , d'un vert foncé en dessus, blanchâtres et pubescentes en dessous, les inférieures pétiolées, ovales-lancéolées, les supérieures sessiles, lancéolées; fleurs jaunes, en grappes paniculées droites, rapprochées, plus ou moins allongées.

Notions chimiques. La Verge d'or a une saveur amère et un peu astringente; elle est inodore; elle paraît contenir du tannin, de l'albumine, du sucre, de la gomme, et quelques sels de potasse et de chaux.

Parties usitées : L'herbe et les sommités fleuries.

Récolte. Ne présente rien de particulier.

Préparations et doses. A l'intérieur : *infusion* théiforme 30 à 60 gram. par kilo d'eau ; *dose* 100 à 200 gram. ; *suc exprimé* 30 à 60 gram. ; *sirop* suc exprimé 100 gram., sucre 250 gram.; *dose* 60 à 100 gram. ; *vin* feuilles et sommités 50 gram., vin blanc 500 gram. ; *dose* 100 à 200 gram.

Propriétés spécifiques. La Verge d'or est astringente, vulnéraire et diurétique. Elle s'emploie avec succès dans les affections des voies urinaires, le catarrhe de la vessie, la rétention d'urine, la gravelle, la néphrite, l'hémorrhagie utérine, la dyssenterie, la diarrhée, les obstructions des viscères abdominaux et l'hydropisie. A l'extérieur, la verge d'or est détersive; les feuilles et les sommités fleuries guérissent les ulcères des jambes, en renouvelant l'application soir et matin pendant plusieurs jours.

Véronique. *Veronica officinalis,* véronique officinale, véronique mâle, thé d'Europe. Famille *Scrofulariacées.*

La Véronique, plante vivace, croît dans les bois sablonneux, sur les coteaux arides et dans les bruyères. (Juin, août.)

Description. Racine longue, rampante, fibreuse, naissant sur la souche ou des parties de la tige qui rampent sur le sol, ce qui donne à la Véronique tous les caractères d'une plante traçante; tiges souvent rampantes, quelquefois dressées, dures, cylindriques, velues, longues d'environ 2 décimètres, divisées vers la base en rameaux semblables aux tiges; feuilles opposées, médiocrement pétiolées, ovales ou un peu aiguës; dentées en scie à leurs bords ; fleurs petites, d'un bleu pâle ; disposées le plus souvent en deux grappes latérales, axillaires, pubescentes, droites, longues de 8 à 12 centimètres ; fruit : capsule ovale, comprimée, échancrée en cœur au sommet, à deux loges renfermant plusieurs semences arrondies.

Notions chimiques. La Véronique est inodore, d'une saveur

amère , un peu chaude et styptique. Elle contient de l'extractif , du tannin , de la gomme , du sucre et une matière particulière.

PARTIES USITÉES : Toute la plante , et notamment les feuilles et les sommités fleuries.

RÉCOLTE. La récolte se fait pendant tout le temps de la floraison, et même encore un peu après.

On récolte la plante entière avec la racine , si l'on veut faire usage de cette dernière. On doit rejeter toutes les feuilles rouges ou noires. La dessiccation ne lui fait rien perdre de ses propriétés.

PRÉPARATIONS ET DOSES. A l'intérieur : *infusion* théiforme 15 à 30 gram. par kilo d'eau ; *dose* 100 à 200 gram. ; *suc* des feuilles et des sommités fleuries 15 à 30 gram.; *sirop* suc 50 gram., sucre 200 gram.; *dose* 15 à 30 gram.

PROPRIÉTÉS SPÉCIFIQUES. La Véronique est tonique, stimulante et sudorifique. Elle convient pour relever les fonctions digestives , pour dilater le foie et provoquer la transpiration ; on l'emploie aussi dans les vomissements nerveux et les coliques aiguës.

Verveine. *Verbena officinalis ,* verveine commune , herbe sacrée. Famille *Verbénacées.*

La Verveine croît sur les bords des chemins , des haies et dans les lieux incultes. (Juin, juillet , août.)

DESCRIPTION. Racine fibrée , oblongue , blanchâtre ; tiges dressées , tétragones , striées , légèrement purpurines , cannelées , simples ou munies vers leur sommet de quelques rameaux opposés ; feuilles pétiolées , opposées , ovales , oblongues , d'un vert sombre, profondément découpées en lobes inégaux , le terminal beaucoup plus grand; fleurs petites, sessiles, d'un blanc violacé, disposées en épis longs et filiformes , accompagnées de bractées courtes et aiguës.

NOTIONS CHIMIQUES. La Verveine est un peu amère. Elle contient un principe extractif amer, du tannin et divers sels.

PARTIES USITÉES : Les feuilles et les sommités.

RÉCOLTE. Il faut cueillir la verveine avant la floraison, choisir les tiges bien garnies de feuilles et, afin que celles-ci restent vertes, les sécher promptement.

PRÉPARATIONS ET DOSES. A l'intérieur : *Décoction* 30 à 60 gram. par kilo d'eau ; *dose* 100 à 200 gram ; *suc exprimé* 30 à 60 gram.; *sirop* suc exprimé 50 gram, , sucre 150 gram. ; *dose* 30 à 60 gram. A l'extérieur : *décoction* pour lavements ; feuilles pilées en *topique* et cataplasmes.

PROPRIÉTÉS SPÉCIFIQUES. La Verveine est vulnéraire, diaphorétique, astringente, résolutive et fébrifuge. Elle s'emploie dans les
fièvres intermittentes, la jaunisse, les pâles couleurs, les coliques et les maux de gorge. A l'extérieur, cette plante s'emploie en
cataplasme, ou comme topique, sur les douleurs rhumatismales et
nerveuses de la tête.

La Verveine des jardins est douée d'une odeur pénétrante, analogue à celle de citron et qui se développe surtout par le froisse-
ment. Sa saveur est amère, un peu piquante et aromatique. Elle
est *excitante, stomachique, anti-spasmodique.* Son *infusion théï-
forme* 5 à 10 gram. pour 500 gram. d'eau, prise par tasse, convient dans les flatuosités, l'indigestion, la difficulté de digérer, la
gastralgie et les affections nerveuses. Cette infusion peut être sucrée
et blanchie avec du lait.

Violette. *Viola odorata, Viola martia purpurea, flore
simplici odore.* Violette de mars, violette de Carême, fleur de
carême, violier commun. Famille *Violacées.*

La Violette odorante croît dans les bois, le long des haies et dans
les lieux un peu couverts. On la cultive dans les jardins. (Mars,
avril.)

DESCRIPTION. Racines composées de fibres touffues, nombreuses;
tiges traçantes, sortant du collet de la racine; feuilles toutes radicales, cordiformes, longuement pétiolées, crénelées, vertes, glabres, légèrement pubescentes, fleurs radicales portées sur de longs
pédoncules très simples, glabres, uniflores, munies de quelques
bractées lancéolées; fruit : capsule trigone, contenant des semences nombreuses, petites, arrondies et blanchâtres.

NOTIONS CHIMIQUES. L'odeur des fleurs de violette est douce,
suave, mais fragante et se répandant au loin, surtout le soir et la
nuit; les feuilles sont inodores, fades, un peu mucilagineuses ; les
racines ont une saveur nauséeuse qui les rapproche de l'ipécacuanha.
Toutes les parties de cette plante contiennent un alcaloïde analogue
à l'émétine, désignée sous le nom d'Émétine indigène ou violine.

PARTIES USITÉES : La racine, les feuilles et les fleurs.

RÉCOLTE. On cueille les fleurs de violette vers la fin du mois de
mars, lorsque le temps est sec. On les fait sécher recouvertes d'un
papier à l'étuve, au soleil ou dans un grenier bien aéré et on les
enferme dans des flacons bien bouchés et goudronnés de suite et on
les place à l'abri de la lumière et de l'humidité. Les racines de

violette doivent être récoltées en automne. La violette simple et odorante des bois doit être préférée à celle des jardins pour l'usage médical.

PRÉPARATIONS ET DOSES. A l'intérieur : *décoction de la racine comme émétique* 8 à 12 gram. par 300 gram. d'eau, réduits à 100 gram. avec addition de 60 gram. de sucre ; *dose* 100 gram. ; *poudre* de la racine 1 à 4 gram. comme émétique, dans 100 à 200 gram. d'eau sucrée ou de la décoction légère de feuilles de la même plante ; *infusion théiforme* fleurs 2 à 10 gram. par kilo d'eau ; *dose* 100 à 200 gram. ; *sirop* fleurs 20 gram., eau 60 gram., sucre 100 gram. ; *dose* 15 à 60 gram. A l'extérieur : *décoction* des feuilles en lavement, fomentation et cataplasme.

PROPRIÉTÉS SPÉCIFIQUES. Les fleurs de Violette sont émollientes, anodines, béchiques et légèrement diaphorétiques. On les emploie dans les bronchites aiguës, les catarrhes chroniques, les angines, les fièvres éruptives, les phlegmasies des organes digestifs, des reins et de la vessie ; dans les rhumes, les affections aiguës de la poitrine, la coqueluche et les irritations viscérales.

Vulvaire. *Chenopodium vulvaria fœtidum.* Arroche fétide, ansérine fétide, arroche puante, herbe de bouc. Famille *Chénopodiacées.*

La Vulvaire, plante annuelle, croît en abondance dans les lieux cultivés, dans les jardins négligés, au pied des murs et sur le bord des chemins. (Juillet, octobre.)

DESCRIPTION. Racine menue, fibrée ; tige de 20 à 50 centimètres, couchée, rameuse, diffuse ; feuilles pétiolées, ovales, rhomboidales, couvertes d'une poussière farineuse leur donnant un aspect blanchâtre ; fleurs verdâtres, pulvérulentes, en grappes axillaires et terminales, dressées, rapprochées en une panicule compacte au sommet de chaque rameau ; fruit : capsule formée par le calice, renfermant une seule graine menue, lisse, noirâtre.

NOTIONS CHIMIQUES. Cette plante, lorsqu'on la froisse entre les doigts, exhale une odeur très-durable de marée ou de poisson putréfié. Elle contient de l'ammoniaque, de l'albumine, de l'osmazôme, une résine aromatique et du nitrate de potasse.

PARTIES USITÉES : L'herbe.

RÉCOLTE. Elle s'emploie à l'état frais. La dessiccation la rend inerte.

PRÉPARATIONS ET DOSES. A l'intérieur : *infusion* 8 à 15 gram.

par 500 gram. d'eau. ; *dose* 100 à 200 gram. A l'extérieur : *décoction* 30 à 60 gram. par kilo d'eau, pour lavement, lotion et fumigation.

PROPRIÉTÉS SPÉCIFIQUES La vulvaire est anti-spasmodique et vermifuge. Elle convient dans l'hystérie, l'hystéralgie , la dysménorrhée, les affections chroniques de l'utérus, les affections vaporeuses et vermineuses. La Vulvaire s'emploie le plus souvent dans ces affections en lavements, fomentations ou fumigations; la répugnance qu'elle cause, étant prise à l'intérieur, l'a faite abondonner. On se sert de la décoction de Vulvaire pour déterger et guérir les ulcères putrides et vermineux.

FIN.

CLASSIFICATION DES PLANTES

Suivant leurs propriétés spécifiques.

—

Adoucissants. — Les adoucissants sont propres à empêcher et prévenir l'action des humeurs âcres et empêchent que leur âcrimonie agisse sur les diverses parties du corps. — Bouillon blanc, Bourrache, Chiendent, Consoude, Douce-Amère, Guimauve, Lichen d'Islande, Laitue, Lis blanc, Mauve, Mélilot, Mercuriale, Noyer, Orchis mâle, Orge, Pariétaire, Pavot, Pulmonaire, Réglisse, Senéçon, Tussilage, Violette.

Anti-Scorbutiques. — Les Anti-Scorbutiques détruisent la putridité du sang en décomposition. — Alleluia, Centaurée (petite), Cochléaria, Fougère mâle, Fraxinelle, Fumeterre, Genièvre, Germandrée, Houblon, Joubarbe, Marrube blanc . Ményanthe, Noyer, Nummulaire, Osmonde, Pissenlit, Raifort sauvage, Sapin, Saule blanc, Sénevé blanc.

Anti-Spasmodiques. — Les Anti-Spasmodiques sont légèrement stimulants, leur action se porte principalement sur le système nerveux qu'ils modifient en faisant cesser les troubles spasmodiques et convulsifs du système musculaire. — Armoise, Balsamite, Bodrys, Bouillon blanc, Calament, Camomille romaine, Cardamine, Carotte sauvage, Dictame, Fraxinelle, Laitue, Lis blanc, Livèche, Marjolaine, Matricaire, Mélisse, Menthe, Mille-Feuille, Muguet, Oranger, Pissenlit, Pivoine,

10

Raifort sauvage, Romarin, Rue, Sauge, Seigle ergoté, Sénevé blanc, Serpolet, Tilleul, Valériane, Verveine, Vulvaire.

Apéritifs. — Les apéritifs rétablissent la circulation interrompue dans les voies biliaires, digestives et urinaires. Ancolie, Arnica, Arrête-bœuf, Chicorée sauvage, Dictame, Eupatoire, Fougère mâle, Germandrée, Impératoire, Joubarbe, Marjolaine, Mélisse, Nigelle, Osmonde, Patience, Pigamon, Saponaire, Scolopendre, Tamarisque.

Astringents. — Les astringents exercent une action tonique et resserrent les parties sur lesquelles leur action est dirigée. — Aigremoine, Alkékenge, Anthyllide, Argentine, Asclépiade blanche, Aunée dyssentérique, Benoîte, Bistorte, Bourse-à-pasteur, Busserole, Cardamine, Chêne, Consoude, Doradille, Fougère mâle, Grenadier, Lycopode, Noyer, Nummulaire, Ortie, Osmonde, Prèle, Reine-des-Prés, Renouée, Rhubarbe, Rue, Sanicle, Saule blanc, Sceau de Salomon, Scolopendre, Seigle ergoté, Tormentille, Troëne, Verge-d'or, Verveine.

Dépuratifs. — Les dépuratifs agissent sur les diverses voies de l'économie pour purifier le sang et les humeurs en détruisant les obstructions et les foyers morbifiques. Asclépiade blanche, Astragale, Bardane, Cochléaria, Douce-Amère, Fumeterre, Ményanthe, Pensée sauvage, Pissenlit, Raifort-sauvage, Rosage, Scabieuse.

Détersifs. — Les détersifs servent à purifier et à détruire diverses suppurations des ulcérations des plaies et des ulcères. — Arrête-bœuf, Astragale, Balsamité, Barbarée, Cardamine, Chêne, Clématite, Cochléaria, Concombre sauvage, Joubarbe, Lierre terrestre, Noyer, Ortie, Persicaire, Pulsatille, Sanicle, Troëne, Tussilage.

Diaphorétiques. — Les Diaphorétiques rétablissent l'équilibre dans la transpiration sans produire des réactions sensibles, — Ancolie, Clématite, Fraxinelle, Genièvre, Laitue sauvage, Patience, Pensée sauvage, Roseau aromatique, Sapin, Saponaire, Tilleul, Verveine, Violette.

Diurétiques. — Les Diurétiques exercent une influence stimulante sur les reins, l'appareil des voies urinaires et augmentent la secrétion de l'urine. Ache, Alkékenge, Alleluia, Ancolie, Arnica, Arrête-bœuf, Asclépiade blanche, Astragale, Aunée, Barbarée, Bardane, Bourrache, Bruyère, Bryone, Busserole, Carotte sauvage, Chardon-Bénit, Chiendent, Clématite, Cochléaria, Digitale, Doradille, Genêt-d'Espagne, Genièvre, Hièble, Houblon, Joubarbe, Laitue, Laitue sauvage, Lycopode, Pariétaire, Pêcher, Pensée sauvage, Persicaire, Pied-d'alouette, Pigamon, Pissenlit, Prèle, Réglisse, Roseau aromatique, Sapin, Sauge, Sceau de Salomon, Scolopendre, Sureau, Tamarisque, Verge d'or.

Emménagogues. Les Emménagogues déterminent et favorisent l'écoulement des règles. — Absinthe, Angélique, Armoise, Arnica, Asclépiade blanche, Aunée, Busserole, Camomille romaine, Cataire, Digitale, Matricaire, Marrube blanc, Ményanthe, Millefeuille, Nigelle, Origan, Roseau aromatique, Rue, Serpolet, Tanaisie.

Emollients. — Les émolients relâchent les tissus des organes avec lesquels on les met en contact et détruisent les symptômes inflammatoires.— Bouillon blanc, Chiendent, Consoude, Douce-Amère, Guimauve, Laitue, Lis blanc, Mauve, Mélilot, Mercuriale, Orchis mâle, Orge, Pariétaire, Séneçon, Tussilage, Violette.

Excitants. — Les Excitants accélèrent les fonctions des organes en leur donnant plus d'action et de mouvement. — Absinthe, Agripaume, Alkékenge, Angélique, Astragale, Aunée, Balsamite, Barbarée, Benoîte, Bétoine, Botrys, Calament, Carotte sauvage, Cataire, Cochléaria, Houblon, Impératoire, Lavande, Lichen d'Islande, Lierre terrestre, Livèche, Menthe, Persicaire, Rosage, Roseau aromatique, Sapin, Sceau-de-Salomon, Scrofulaire, Sénevé blanc, Serpolet, Tanaisie, Verveine.

Expectorants-Béchiques. Les Expectorants provoquent et

favorisent la sortie des humeurs nuisibles au cerveau, aux poumons et à l'estomac ; adoucissent et calment la toux en diminuant l'irritation des bronches et de la poitrine. — Ache, Ancolie, Aunée, Bourrache, Botrys, Bouillon blanc, Bryone, Cardamine, Cataire, Cochléaria, Consoude, Doradille, Genièvre, Guimauve, Hysope, Laitue sauvage, Lichen d'Islande, Lierre terrestre, Marrube blanc, Mauve, Mélilot, Origon, Pavot, Polygala, Pulmonaire, Réglisse, Sapin, Sauge, Scolopendre, Serpolet, Roseau aromatique, Tussilage, Vélar, Violette.

Fébrifuges. — Les Fébrifuges détruisent et font cesser les troubles qui constituent l'état fiévreux et empêchent le retour des accès. — Absinthe, Argentine, Bétoine, Camomille romaine, Centaurée petite, Chardon-Bénit, Chêne, Chicorée sauvage, Gentiane, Germandrée, Globulaire, Joubarbe, Ményanthe, Mille-Feuille, Oranger, Pigamon, Saule blanc, Serpolet, Valériane, Verveine.

Fondants. — Les Fondants ont la propriété de résoudre les engorgements des humeurs et du sang coagulé. — Alkékenge, Clématite, Fumeterre, Joubarbe, Saponaire, Scrofulaire.

Laxatifs. — Les Laxatifs relâchent et déterminent sans irritation de légères évacuations purgatives. — Anagyre, Belle-de-Nuit, Bryone, Chicorée sauvage, Eupatoire, Génêt-d'Espagne, Globulaire, Hièble mercuriale, Nerprun, Noyer, Pêcher, Pensée sauvage, Pigamon, Polypode, Rhubarbe, Sénevé blanc, Sureau.

Masticatoires. — Les mastications excitent l'excrétion de la salive et détruisent les engorgements des gencives et des glandes de l'arrière-bouche. — Angélique, Impératoire, Persicaire, Pied-d'Alouette, Raifort sauvage, Sénevé blanc.

Narcotiques. — Les Narcotiques calment en provoquant le sommeil ou un assoupissement plus ou moins profond. — Coquelicot, Digitale, Douce-Amère, Houblon, Laitue, Laitue sau-

...vage, Pavot, Pêcher, Pivoine, Seigle ergoté, Séneçon, Stra-moine, Violette.

Purgatifs. — Les Purgatifs provoquent les déjections alvines et sollicitent la diarrhée en détruisant les engorgements des viscères et des humeurs coagulées. — Anagyre, Belle-de-Nuit, Bryone, Chicorée sauvage, Clématite, Concombre sauvage, Eupatoire, Genêts-d'Espagne, Globulaire, Hièble mercuriale, Nerprun, Noyer, Pêcher, Pigamon, Polypode, Rhubarbe, Scrofulaire, Sénevé blanc, Sureau.

Résolutifs. — Les Résolutifs détruisent les engorgements externes et internes — Ache, Asclépiade blanche, Bryone, Lavande, Lierre terrestre, Melilot, Pulsatille, Reine-des-Prés, Rue, Scolopendre, Scrofulaire, Séneçon, Verveine.

Rubéfiants, Vesicants. — Les Rubéfiants s'appliquent sur la peau pour attirer fortement les humeurs en dehors. — Bardane, Bryone, Clématite, Ortie, Persicaire, Pulsatille, Raifort sauvage, Rue.

priser, dégagent le cerveau et provoquent l'éternument. — Arnica, Bétoine, Lavande, Marjolaine, Muguet sauvage, Valériane, Verveine.

rache, Cataire, Centaurée petite, Genièvre, Livèche, Oranger, Orchis mâle, Origan, Rhubarbe, Roseau aromatique, Verveine.

Sudorifiques. — Les Sudorifiques provoquent une transpiration abondante. — Angélique, Arnica, Astragale, Bardane, Bourrache, Bruyère, Chardon Bénit, Coquelicot, Douce-Amère, Hièble, Noyer, Oranger, Origan, Polygala, Reine-des-Prés, Rosage, Scabieuse, Sceau de Salomon, Sureau, Tamarisque, Véronique, Violette.

Tempérants. — Les tempérants, par leur action rafraîchissante, modèrent l'exagération du calorique, étanchent la soif, augmentent la sécrétion urinaire, et produisent sur les tissus une sorte de resserrement. — Alleluia, Chiendent, Grenadier, Guimauve, Marruble blanc, Mauve, Mélilot, Mercuriale, Oranger, Orge, Polygala, Réglisse.

Toniques amers et astringents. — Les Toniques augmentent et relèvent l'énergie vitale des organes. — Absinthe, Agripaume, Aigremoine, Alkékenge, Angélique, Anthyllide, Argentine, Armoise, Arnica, Arrête-Bœuf, Astragale, Aunée dyssentérique, Aunée, Benoîte, Bétoine, Bistorte, Bourse-à-Pasteur, Busserole, Calament, Camomille romaine, Cardamine, Carotte sauvage, Cataire, Centaurée (petite), Chardon-Bénit, Chêne, Chicorée sauvage, Cochléaria, Dictame, Digitale, Doradille, Eupatoire, Fougère mâle, Fumeterre, Genièvre, Gentiane, Germandrée, Globulaire, Grenadier, Houblon, Impératoire, Lavande, Lichen d'Islande, Lierre terrestre, Livèche, Marruble blanc, Marjolaine, Matricaire, Mélilot, Mélisse, Menthe, Menyanthe, Millefeuille, Muguet, Nigelle, Noyer, Nummulaire, Oranger, Orchis mâle, Ortie, Osmonde, Pissenlit, Pivoine, Polygala, Prèle, Pulmonaire, Raifort sauvage, Reine-des-Prés, Renouée, Romarin, Roseau aromatique, Rhubarbe, Sanicle, Sapin, Saponaire, Sauge, Saule blanc, Scrofulaire, Seigle ergoté, Sénevé blanc. Serpolet, Tamarisque, Tanaisie, Tormentille, Tussilage, Véronique, Vélar, Verveine.

Vermifuges. — Les Vermifuges détruisent et expulsent les vers des diverses parties du corps. — Absinthe , Aunée, Belle-de-Nuit, Bryone, Camomille romaine, Centaurée (petite), Chardon-Bénit, Fougère mâle , Fumeterre , Gentiane , Grenadier, Houblon, Lavande, Menthe, Ményanthe, Oranger, Osmonde, Pêcher, Pied-d'Alouette, Polypode, Saule blanc, Scrofulaire, Séneçon, Tanaisie, Valériane, Verveine, Vulvaire.

Vomitifs. — Les Vomitifs déterminent, par la bouche, l'évacuation des matières nuisibles contenues dans l'estomac et dans les intestins. — Bryone, Concombre sauvage, Hièble, Genêts-d'Espagne, Joubarbe, Muguet, Patience , Raifort sauvage, Sénevé blanc, Sureau, Violette odorante.

Vulnéraires. — Les Vulnéraires rétablissent à l'intérieur l'équilibre dans la circulation du sang interrompue par commotion, coups et suites de chutes; à l'extérieur ils s'emploient sur les plaies, les blessures et les contusions. — Anthyllide, Arnica, Balsamite, Dictame, Lavande, Reine-des-Prés, Sanicle, Tanaisie, Tormentille, Troëne, Verge d'Or, Verveine.

INDIDICATEUR

Des maladies et des plantes spécifiques.

———◦●◦———

NoTA. L'expérience nous a constamment démontré que les plantes ci-après indiquées pour chaque maladie récente ou chronique, étaient préférables à une foule de médicaments composés.

Abcès. — Asclépiade blanche. Chicorée sauvage. Consoude. Genêt d'Espagne. Lis blanc. Mauve. Mélilot. Orge. Patience. Pavot. Rhubarbe. Romarin. Sceau de Salomon. Tormentille.

Accouchement difficile. — Seigle ergoté.

Affections catarrhales. — Arnica. Bétoine. Bryone. Cataire. Cochléaria. Douce-amère. Genièvre. Guimauve. Houblon Lavande. Lichen d'Islande. Marrube. Mélisse. Millefeuilles. Origan Pavot. Pulsatille. Raifort sauvage. Réglisse. Romarin. Roseau aromatique. Sapin. Saponaire. Scabieuse. Sénevé blanc. Serpolet. Tamarisque. Tussilage. Vélar.

Affections chroniques de la peau. — Aunée. Belle-de-nuit. Chêne. Chicorée sauvage. Cochléaria. Concombre sauvage. Douce-Amère. Eupatoire. Fumeterre. Genêt-d'Espagne. Genièvre. Houblon. Lycopode Mauve. Menthe. Ményanthe. Ortie Patience. Pensée sauvage. Pied-d'alouette. Pissenlit. Raifort sauvage. Rosage. Sapin. Saponaire. Scabieuse. Sceau de Salomon, Scrofulaire. Sureau.

Affections dartreuses. — Asclépiade blanche. Astragale. Aunée. Bardane. Chêne. Cochléaria Douce-amère. Fumeterre. Hièble. Houblon. Ményanthe. Patience. Pêcher. Pensée sauvage. Pulsatille. Rosage. Sapin. Saponaire. Scabieuse. Scrofulaire. Sureau.

Affections éruptives. — Ancolie. Astragale. Bourrache. Ményanthe. Patience. Reine-des-prés. Violette.

Affections nerveuses. — Angélique. Balsamite. Botrys. Calament. Cataire. Laitue sauvage. Lavande. Lis blanc. Marjolaine. Matricaire. Mélisse. Menthe. Mille-feuilles. Oranger. Pavot. Pivoine. Romarin. Roseau aromatique. Rue. Saule blanc. Seigle ergoté. Tilleul. Valériane. Verveine. Violette. Vulvaire.

Affections spasmodiques. — Agripaume. Angélique. Armoise. Balsamite. Botrys. Calament. Cataire. Laitue sauvage. Lavande. Lis blanc. Marjolaine. Matricaire. Mélisse. Menthe. Millefeuilles. Romarin. Roseau aromatique. Seigle ergoté. Tilleul. Valériane. Verveine. Vulvaire.

Affections vermineuses. — Absinthe. Camomille romaine. Centaurée (petite). Concombre sauvage. Fougère mâle. Germandrée. Grenadier. Hièble. Houblon. Hysope. Lavande. Menthe. Ményanthe. Noyer. Oranger. Osmonde. Pêcher. Pied-d'alouette. Polypode. Roseau aromatique. Rhubarbe. Rue. Saule blanc. Scrofulaire. Séneçon. Serpolet. Tanaisie. Valériane. Verveine. Vulvaire.

Affections des voies urinaires. — Alkékenge. Arrête-bœuf. Bourrache. Bruyère. Carotte sauvage. Genêt d'Espagne. Marrube. Mauve. Mélilot. Nerprun. Nigelle. Pariétaire. Patience. Pavot. Pêcher. Pied-d'alouette. Prêle. Sapin. Sceau-de-Salomon. Scolopendre. Sureau. Tamarisque. Verge-d'or.

Amauroses, Mauvaises vues. — Arnica. Laitue sauvage. Pulsatille. Rue. Valériane.

Anasarque, Hydropisie générale. — Absinthe. Ache. Alkékenge. Arrête-bœuf. Asclépiade blanche. Aunée. Bardane. Bruyère. Bryone. Clématite. Cochléaria. Digitale. Genêt d'Espagne. Genièvre. Germandrée. Hièble. Laitue sauvage. Nerprun. Persicaire. Pied-d'allouette. Pigamon. Pissenlit. Raifort sauvage. Reine des prés. Sénevé blanc. Sureau. Tamarisque.

Angine, Maux de gorge. — Alléluia. Angélique. Chêne. Guimauve. Lierre terrestre. Marrube blanc. Mauve. Origan. Ortie. Persicaire. Polygala. Pulmonaire. Raifort sauvage. Romarin. Sapin. Sénevé blanc. Tussilage. Vélar. Violette.

Angine de poitrine. — Angélique. Guimauve. Laitue sauvage. Lierre terrestre. Marrube blanc. Mauve. Origan. Ortie. Pavot. Persicaire. Polygala. Pulmonaire. Raifort sauvage. Sapin. Sénevé blanc. Tussilage. Vélar. Violette.

Angine gangréneuse. — Angélique. Lierre terrestre. Marrube blanc. Ortie. Persicaire. Polygala. Raifort sauvage. Romarin. Sapin. Sénevé blanc. Vélar. Violette.

Angine laryngée. — Angélique. Guimauve. Lierre terrestre. Marrube blanc. Origan. Ortie. Pavot. Polygala. Pulmonaire. Sapin. Tussilage. Vélar.

Angine œdémateuse. — Angélique. Guimauve. Lierre terrestre. Marrube blanc. Ortie. Pavot. Persicaire. Polygala. Raifort sauvage. Sénevé blanc. Vélar. Violette.

Anorexie, Manque d'appétit. Absinthe. Angélique. Benoîte. Botrys. Camomille romaine. Centaurée (petite). Chardon-Bénit. Chicorée sauvage. Clématite. Gentiane. Hysope. Impératoire. Mélisse. Menthe. Oranger. Rhubarbe. Saule blanc. Sauge. Sénevé blanc. Véronique. Verveine.

Aphonie, Perte de la voix. Angélique. Guimauve. Marrube blanc. Origan. Ortie. Polygala. Sapin. Tussilage. Valériane. Vélar.

Apoplexie. Bryone. Nerprum. Ortie. Pulsatille. Sénevé blanc.

Aphtes, Ulcérations de la bouche. — Bistorte. Cardamine. Joubarbe. Noyer. Persicaire. Pervenche. Sauge. Troëne. Valériane.

Ascite, Hydropisie du bas-ventre. — Alkékenge. Bryone. Busserole. Genêt d'Espagne. Laitue sauvage Nerprun. Pariétaire. Persicaire. Pied-d'alouette. Pigamon. Reine-des-prés. Sureau. Tamarisque.

Asthme humide, pituiteux. — Ache. Agripaume. Arnica. Aunée. Botrys. Calament. Cardamine. Carotte-sauvage. Clématite. Cochléaria. Douce-amère. Genièvre Germandrée. Globulaire Hysope Impératoire Laitue sauvage. Lavande. Lichen d'Islande. Lierre terrestre. Marrube blanc. Mélisse. Menthe. Mille-Feuilles. Origan. Polygala. Raifort sauvage. Romarin. Saponaire. Serpolet. Stramoine. Tussilage. Valériane. Vélar. Violette.

Asthme nerveux, spasmodique. — Agripaume. Calament. Cardamine. Douce-amère. Laitue sauvage. Mélisse. Menthe. Oranger. Origan. Pavot. Romarin. Stramoine. Valériane.

Bronchite, Rhume chronique. — Ache. Ancolie. Angélique. Arnica. Aunée, Bardane. Benoîte. Bétoine. Botrys. Bourrache. Busserole. Calament. Cardamine. Cataire. Chardon-Bénit. Cochléaria. Coquelicot. Digitale. Doratille. Douce-amère. Eupatoire. Germandrée. Guimauve. Houblon. Hysope. Impératoire. Laitue sauvage. Lavande. Lichen d'Islande. Lierre terrestre. Marrube blanc. Mélisse. Mauve. Origan. Polygala. Pulmonaire. Raifort sauvage. Romarin. Sapin. Sauge. Sceau de Salomon. Scolopendre. Sénevé blanc. Tussilage. Vélar. Violette.

Brulûres. — Joubarbe. Lierre terrestre. Lis blanc. Pavot. Sapin. Stramoine. Sureau. Vélar.

Cachexie. Langueur générale. — Absinthe. Ache. Aigremoine. Alkékenge. Arrête-Bœuf. Barbarée. Benoîte. Centaurée (petite). Chêne. Cochléaria. Fraxinelle. Genièvre. Germandée. Houblon. Marrube blanc. Matricaire. Ményanthe. Noyer. Orchis mâle. Orge. Pissenlit. Prêle. Raifort sauvage. Reine-des-prés. Roseau aromatique. Saponaire. Sauge. Saule blanc. Sénevé blanc.

Calculs urinaires. Busserole. Cochléaria. Pêcher.

Cancer du sein — Carotte sauvage. Chêne. Impératoire. Pavot. Polypode.

Cardialgie; Affection du cœur. — Agripaume. Carotte sauvage. Digitale. Mélisse. Mille-Feuille. Oranger. Saule blanc. Sauge. Tilleul.

Carreau, Maladies des enfants, vices scrofuleux. — Absinthe. Angélique. Aunée. Camomille romaine. Carotte sauvage. Chêne. Clématite. Cochléaria. Douce-amère. Genêt d'Espagne. Gentiane. Germandrée. Houblon. Marrube blanc. Ményanthe. Noyer. Orge. Osmonde. Pavot. Pensée sauvage. Romarin. Scrofulaire. Sapin. Serpolet.

Catarrhe pulmonaire, aigu, chronique. — Ache. Angélique. Arnica. Arrête-bœuf. Aunée. Bardane. Benoîte. Bétoine. Botrys. Bouillon-blanc. Bourrache. Busserole. Calament. Carotte sauvage. Cataire. Chardon-Bénit. Cochléaria. Coquelicot. Digitale. Doradille. Douce-amère. Eupatoire. Genièvre. Germandrée. Houblon. Hysope. Impératoire. Laitue sauvage. Lavande. Lichen d'Islande. Lierre terrestre. Marrube blanc. Mélisse. Origan. Polygala. Pulmonaire. Raifort sauvage. Romarin. Rue. Sapin. Sauge. Scolapendre. Tussilage. Vélar. Violette.

Catarrhe de la vessie — Alkékenge. Arrête-Bœuf. Aunée. Bruyère. Busserole. Carotte sauvage. Cataire. Chardon-Bénit. Chiendent. Doradille. Genêt d'Espagne. Genièvre. Impératoire. Mélilot. Origan. Pêcher. Persicaire. Pavot. Sapin. Sénevé blanc. Verge d'or.

Catarrhe Utérin, Inflammation de l'Utérus, Vagin. — Absinthe. Angélique. Argentine. Armoise. Arnica. Aunée. Benoîte. Bistorte. Busserole. Centaurée (petite). Chêne. Cochléaria. Douce-amère. Fraxinelle. Matricaire. Marrube blanc. Mille-Feuille. Nummulaire. Ortie. Pavot. Raifort sauvage. Sapin. Sauge. Saule blanc. Seigle ergoté. Tormentille.

Céphalalgies, Maux de Tête. — Angélique. Arnica. Bétoine. Chicorée sauvage. Fraxinelle. Lavande. Matricaire. Mélisse. Menthe. Muguet. Oranger. Pavot. Sauge. Seigle ergoté. Stramoine. Verveine.

Choléra. Arnica. Mélisse. Menthe. Ortie. Sapin. Saule blanc. Sénevé blanc.

Chutes. — Angélique. Antyllide. Arnica. Balsamite. Lavande. Mélisse. Menthe. Osmonde. Reine-des-Prés. Sanicle. Tanaisie. Tormentille. Troène. Verge d'or. Verveine.

Chutes de Matrice. — Chêne. Grenadier. Saule blanc. Seigle ergoté. Vulvaire.

Chutes du Rectum. — Chêne. Grenadier. Saule blanc.

Coliques. — Angélique. Mélilot. Menthe. Pêcher. Rue. Sauge. Tilleul. Véronique. Verveine Violette.

Coliques Flatulentes, venteuses. — Angélique. Aneth. Balsamite. Camomille. Chêne. Hysope. Impératoire. Mélilot. Menthe. Millefeuille. Rue. Sauge. Tilleul. Véronique. Verveine.

Coliques hépatiques du Foie. — Angélique. Balsamite. Chiendent. Impératoire. Laitue sauvage. Menthe. Mille-Feuille. Pêcher. Pivoine. Saule blanc. Tilleul. Véronique. Verveine.

Coliques néphrétiques.—Busserole. Chiendent. Mélilot. Menthe. Mille-Feuille. Pavot. Pêcher. Pied-d'alouette. Pivoine. Verveine.

Coliques nerveuses spasmodiques. — Angélique. Balsamite. Camomille romaine. Impératoire. Matricaire. Mélilot. Menthe. Mille-Feuille. Oranger. Pavot. Pêcher. Pivoine. Seigle ergoté. Tanaisie. Tilleul. Verveine.

Coliques utérines. — Angélique. Balsamite. Matricaire. Mélilot. Menthe. Mille-Feuille. Pavot. Pivoine. Seigle ergoté. Tilleul. Véronique. Verveine.

Commotion, Congestion cérébrale. — Antyllide. Arnica. Balsamite. Lavande. Mélisse. Menthe. Nerprun. Noyer. Osmonde. Reine-des-Prés. Sanicle. Tanaisie. Tormentille. Troëne. Verge d'or. Verveine.

Constipations. — Anagyre. Belle de Nuit. Bryone. Chicorée sauvage. Chiendent. Eupatoire. Genêt d'Espagne. Globulaire. Hièble. Mauve. Mercuriale. Nerprun. Orge. Pêcher. Pensée sauvage. Pigamon. Réglisse. Rhubarbe. Sénevé blanc. Sureau.

Contusions. — Ache. Antillive. Arnica. Balsamite. Dictame. Hièble. Houblon. Lavande. Mille-Feuille. Pavot. Sauge. Sceau de Salomon. Tanaisie. Tormentille.

Convulsions — Armoise. Douce-amère. Mélisse. Menthe. Mille-Feuille. Muguet. Oranger. Pivoine. Romarin. Séneçon. Stramoine. Tilleul. Valériane.

Coqueluche. — Benoîte. Bryone. Chêne. Coquelicot. Douce-amère. Lichen d'Islande. Marrube blanc. Menthe. Pavot. Pêcher. Pivoine Pulsatille. Romarin. Serpolet. Stramoine. Tussilage. Valériane. Vélar. Violette.

Cors. — Joubarbe. Lierre terrestre.

Crachement de sang, Hémoptysie chronique. — Bouillon blanc. Bourse-à-Pasteur. Chêne. Consoude. Digitale. Doradille. Lierre terrestre. Marrube blanc. Mille-Feuille. Nummulaire. Orchis mâle. Orge. Ortie. Pavot. Prêle. Pulmonaire. Reine-des-Prés. Renouée. Sanicle. Sapin. Sauge. Saule blanc. Scolopendre. Seigle ergoté. Serpolet. Tormentille. Troëne.

Croup. — Bryone. Digitale. Patience. Polygala.

Croûte de lait. — Ancolie. Mercuriale. Pensée sauvage. Séneçon.

Coupures.—Arnica. Chêne. Joubarbe. Lycopode. Mille-Feuille. Noyer. Nummulaire. Renouée. Sanicle. Saule blanc. Sceau-de-Salomon. Scolopendre. Seigle ergoté. Tormentille. Verveine.

Débilité de l'estomac, des organes digestifs —Absinthe. Aneth. Angélique. Balsamite. Benoîte. Bétoine. Botrys. Camomille romaine. Carotte sauvage. Cataire. Centaurée (petite). Chardon-Bénit. Chicorée sauvage. Fumeterre. Gentiane.

Houblon. Hysope. Lavande. Lichen d'Islande. Livèche. Marrube blanc. Marjolaine. Mélisse. Menthe. Nigelle. Noyer. Oranger. Orchis mâle. Origan. Osmonde. Patience. Pissenlit. Romarin. Roseau aromatique. Rhubarbe. Sauge. Saule blanc. Seigle ergoté. Senevé blanc. Serpolet. Tamarisque. Tauaisie. Véronique.

Débilité des organes génito-urinaires. — Aneth. Arnica. Fraxinelle. Houblon. Marrube blanc. Marjolaine. Matricaire. Mélisse. Menthe. Menyanthe. Nigelle. Ortie. Osmonde. Patience. Pissenlit. Rhubarbe Romarin. Sénevé blanc.

Débilité générale. Absinthe. Aigremoine. Aneth. Angélique. Arnica. Carrote sauvage. Centaurée (petite). Chardon-Bénit. Chicorée sauvage. Dictame. Fraxinelle. Gentiane. Houblon. Lavande. Marrube blanc. Marjolaine. Mélisse. Menthe. Ményanthe. Nigelle. Noyer. Oranger. Orchis mâle. Origan. Osmonde. Patience. Pissenlit. Romarin. Roseau aromatique. Rhubarbe. Sauge. Saule blanc. Seigle ergoté. Sénevé blanc. Tamarisque.

Dentition. — Cataire. Guimauve. Lavande. Menthe. Saule blanc.

Diarrhée. — Absinthe. Argentine. Arnica. Aunée dyssentérique. Aunée. Benoîte. Bystorte. Bouillon blanc. Bourse-à-Pasteur. Busserole. Camomille romaine. Centaurée petite. Chêne. Consoude. Doradille. Gentiane. Grenadier. Houblon. Joubarbe. Lichen d'Islande. Lycopode. Marrube blanc. Mille-Feuille. Noyer. Nummulaire. Oranger. Orchis mâle. Ortie. Patience. Pavot. Persicaire. Pigamon. Prêle. Reine des Prés. Renouée. Rhubarbe. Sanicle. Sauge. Saule blanc. Sureau. Tamarisque. Troëne. Verge d'or.

Dyspepsie, Difficulté de digérer. — Absinthe. Angélique. Benoîte. Botrys. Camomille romaine. Centaurée (petite). Chardon-Bénit. Chicorée sauvage. Clématite. Genièvre. Gentiane. Houblon. Hysope. Impératoire. Mélisse. Menthe. Oranger. Sauge. Saule blanc. Sénevé blanc. Véronique. Verveine.

Dyspnée, Difficulté de respirer. — Agripaume. Angélique. Calament. Cardamine. Digitale. Douce-amère. Laitue sauvage. Mélisse. Menthe. Oranger. Origan. Pavot. Pied d'alouette. Romarin. Stramoine. Valériane.

Dyssenterie. — Argentine. Arnica. Aunée dyssentérique. Benoîte. Bistorte. Bouillon-blanc. Bourse-à-Pasteur. Bryone. Camomille romaine. Chêne. Consoude. Coquelicot. Grenadier. Joubarbe. Lichen d'Islande. Lycopode. Marrube blanc. Millefeuille. Noyer. Nummulaire. Oranger. Orchis mâle. Orge. Ortie. Patience. Pavot. Prêle. Reine-des-Prés. Rhubarbe. Renouée. Sanicle. Seigle ergoté. Sureau. Tamarisque. Tormentille. Troëne. Verge d'or. Violette.

Dissurie, Difficulté d'Uriner, Rétention d'Urine. — Alkékenge. Aneth. Arnica. Arrête-bœuf. Bourrache. Busserole. Genêt d'Espagne. Lycopode. Mélilot. Oranger. Orge. Pariétaire. Pavot. Réglisse. Seigle ergoté. Senéçon. Valériane. Verge d'or.

Ecchymoses, Extravasation du sang dans le tissu cellulaire, Suites de chutes et de coups. — Ache. Arnica. Balsamite. Chêne. Hièble. Houblon. Hysope. Menthe. Noyer. Pavot. Sauge. Sceau de Salomon. Sénevé blanc. Serpolet. Tormentille.

Ecoulements atoniques muqueux, chroniques. — Aigremoine. Asclépiade blanche. Astragale. Bistorte. Busserole. Chêne. Digitale. Douce-amère. Genièvre. Grenadier. Houblon. Lycopode. Mille-Feuille. Noyer. Nummulaire. Oranger. Orge. Pariétaire. Pavot. Réglisse. Rhubarbe. Sapin. Saule blanc. Seigle ergoté. Tormentille. Troëne. Verge d'or.

Engelures, Enflures, Fissures des mains et des pieds. — Arnica. Chêne. Cochléaria. Lycopode. Mille-Feuille. Noyer. Nummulaire. Ortie. Raifort sauvage. Sauge. Saule blanc. Sénevé blanc.

Engorgements, obstructions des articulations. — Alkékenge. Arnica. Arrête-bœuf. Asclépiade blanche. Chêne. Cochléaria. Douce-amère. Grenadier. Hièble. Lavande. Marrube blanc. Nerprun. Orge. Patience. Pêcher. Romarin. Sauge. Saule blanc. Sureau.

Engorgements des amygdales. — Aigremoine. Arrête-bœuf. Aunée. Bistorte. Noyer. Ortie. Sénevé blanc. Troëne.

Engorgements du foie. — Absinthe. Aigremoine. Alkékenge. Anagyre. Arrête-bœuf. Asclépiade blanche. Bardane. Bétoine. Busserole. Carotte sauvage. Centaurée (petite). Chardon-Bénit. Chicorée sauvage. Chiendent. Eupatoire. Genêts d'Espagne. Germandrée. Hièble. Nerprun. Nigelle. Orge. Origan. Patience. Pêcher. Persicaire. Pissenlit. Polypode. Rhubarbe. Saponaire. Scolopendre. Séneçon. Tamarisque. Véronique.

Engorgements des Gencives. — Aigremoine. Arrête-bœuf. Aunée. Bistorte. Cochléaria. Impératoire. Ortie. Persicaire. Pied d'alouette. Raifort sauvage. Saule blanc. Troëne.

Engorgements lymphatiques. — Arnica. Arrête-bœuf. Asclépiade blanche. Astragale. Aunée. Chêne. Chicorée sauvage. Cochléaria. Digitale. Douce-amère. Hièble. Houblon. Lavande. Marrube blanc. Mélisse. Menthe. Nerprun. Nigelle. Noyer. Orge. Origan. Patience. Pêcher. Pensée sauvage. Polypode. Rhubarbe. Saponaire. Sauge. Scrofulaire. Sureau. Tanaisie. Vélar. Violette.

Engorgement des mamelles. — Ache. Asclépiade blanche Aunée. Chiendent Douce-amère. Lis blanc. Menthe. Nigelle. Noyer. Orge. Origan. Patience. Pêcher. Pensée sauvage. Rue. Séneçon.

Engorgements de la Prostate. — Alkékenge. Arrête-bœuf. Asclépiade blanche. Aunée. Busserole. Chiendent. Douce-amère. Hièble. Nerprun. Orge. Patience. Pensée sauvage. Réglisse. Tanaisie.

Engorgement de la Rate. — Absinthe. Aigremoine. Anagyre. Arnica. Arrête-bœuf. Bardane. Centaurée petite. Chardon-Bénit. Chicorée sauvage. Chiendent. Eupatoire Germandrée Nerprun. Nigelle Orge. Origan. Osmonde. Patience. Persicaire Pissenlit. Polypode. Rhubarbe. Scolopendre. Tamarisque.

Engorgement des Testicules. — Arrête-bœuf Asclépiade blanche. Aunée Dictame. Douce-amère. Mauve. Noyer. Orge. Ortie. Romarin Saponaire. Scrofulaire.

Engorgements de l'Utérus. — Aigremoine. Arrête-bœuf. Asclépiade blanche. Aunée. Chiendent. Douce-amère. Guimauve. Ményanthe. Noyer. Orge. Origan. Ortie Pêcher. Pensée sauvage. Seigle ergoté.

Engorgements, obstructions des viscères abdominaux. — Absinthe. Ache. Aigremoine. Anagyre. Arrête-bœuf. Barbarée. Belle-de-nuit. Benoîte. Bétoine Busserole. Centaurée (petite). Chardon-Bénit. Chicorée sauvage. Chiendent. Cochléaria. Concombre sauvage. Douce-amère. Fougère (mâle). Fumeterre. Genièvre. Laitue sauvage. Ményanthe. Nerprun. Noyer. Orge. Origan. Osmonde. Patience. Pêcher. Pensée sauvage. Persicaire. Pied-d'alouette. Pigamon. Pissenlit. Pivoine. Pulsatille. Rhubarbe. Saponaire. Sauge. Scrofulaire. Sureau. Tamarisque. Verge. d'or.

Entorses. — Aigremoine. Chêne. Grenadier. Hièble. Lavande. Sauge. Tanaisie.

Epilepsie. — Alkékenge. Armoise. Arnica. Arrête-bœuf. Bryone. Cardamine. Digitale. Hièble. Houblon. Joubarbe. Lycopode. Marjolaine. Mille-Feuilles Muguet. Oranger. Pavot. Pivoine. Rue. Stramoine. Sureau. Tanaisie. Tilleul. Valériane.

Erysipèle, rougeur, bouffissure de la peau. — Angélique. Bardane. Bourrache. Bruyère. Chardon-Bénit Coquelicot. Noyer. Oranger. Origan. Polygala. Scabieuse. Sceau de Salomon. Sureau Tamarisque. Véronique. Violette.

Escarre, Croûtes gangréneuses. — Chêne. Douce-amère. Persicaire. Pensée sauvage.

Faiblesse des enfants. — Absinthe. Agripaume. Aigremoine. Arrête-bœuf Asclépiade blanche. Cataire. Camomille romaine. Centaurée (petite). Houblon Lavande. Marrube blanc. Mélisse. Menthe. Noyer. Orchis (mâle). Orge. Patience. Pêcher. Réglisse. Romarin. Sauge. Saule blanc.

Fétidité de l'haleine. — Aneth. Cochléaria. Grenadier. Impératoire. Lavande. Menthe. Oranger. Ortie. Persicaire. Pied d'alouette. Raifort sauvage. Sénevé. blanc.

Fièvres continues — Angélique. Bourrache. Camomille romaine. Centaurée. (petite). Chardon-Bénit. Chicorée sauvage. Chiendent. Marrube blanc. Mercuriale. Muguet. Orge. Orgie (mâle). Pavot. Réglisse. Saponaire. Sauge. Saule blanc.

Fièvres bilieuses. — Alleluia. Anagire. Bourrache. Camomille romaine. Centaurée (petite). Chardon-Bénit. Chicorée sauvage. Chiendent. Cochléaria. Menthe. Mercuriale. Orge. Pêcher. Pissenlit. Réglisse. Saponaire. Sauge. Saule blanc.

Fièvres Hectiques. Angélique. Camomille romaine. Cataire. Centaurée (petite). Chardon-Bénit. Marrube blanc. Muguet. Orchis mâle. Orge. Pavot. Réglisse Saule blanc.

Fièvres inflammatoires. — Alleluia. Bourrache. Chiendent. Grenadier. Joubarbe. Mercuriale. Muguet. Oranger. Orge. Pavot. Réglisse. Saule blanc.

Fièvres intermittentes. — Absinthe. Ache. Alkékenge. Angélique. Argentine. Arnica. Balsamite. Benoîte. Bétoine. Bistorte. Bryone. Camomille romaine. Centaurée (petite). Chardon-Bénit. Chêne. Chicorée sauvage. Chiendent. Cochléaria. Fraxinelle. Gentiane. Germandrée. Globulaire. Impératoire. Joubarbe. Laitue sauvage. Lichen d'Islande. Marrube blanc. Matricaire. Menthe. Ményanthe. Mercuriale Mille-Feuilles. Muguet. Noyer. Oranger. Orge. Orchis (mâle). Patience. Pavot. Pêcher. Pigamon. Pissenlit. Réglisse. Reine-des-prés. Roseau aromatique. Rue. Saponaire. Sauge. Saule blanc. Seigle ergoté. Sénevé blanc. Sureau Tanaisie. Tormentille. Valériane. Verveine.

Fièvre muqueuse. — Ancolie. Angélique. Arnica. Bétoine. Bourrache. Bryone. Camomille romaine. Centaurée (petite). Chardon-Bénit. Chêne. Chicorée sauvage. Germandrée. Marrube blanc. Menthe. Mercuriale. Muguet. Orge. Pavot. Pissentit. Réglisse. Reine-des-prés. Romarin. Sauge. Saule blanc. Tanaisie. Vélar Violette.

Fièvre mucoso-vermineuse. — Absinthe. Arnica. Balsamite. Bourrache Bryone. Camomille romaine. Centaurée (petite). Chêne. Houblon. Lavande. Marrube blanc Menthe. Ményanthe. Orge. Pêcher. Pensée sauvage. Réglisse. Reine-des-prés. Romarin. Sauge. Saule blanc. Sénevé blanc Tanaisie. Verveine.

Fièvre purpérale. — Alleluia. Ancolie. Aunée. Bourrache. Chardon-Bénit. Digitale. Germandrée. Lavande. Marrube blanc. Mélisse. Mille-Feuille. Pavot. Pêcher. Réglisse. Sauge. Saule blanc. Tussilage. Vélar. Violette.

Fièvre putride. — Angélique. Arnica. Aunée. Bénoite. Camomille romaine. Centaurée (petite). Chardon-Bénit. Chiendent. Cochléaria. Impératoire. Grenadier. Menthe. Mercuriale Nerprun. Orge. Pêcher Pigamon Réglisse Reine-des-prés. Sauge. Saule blanc. Seigle ergoté. Sénevé blanc. Valériane.

Fièvre scarlatine. — Alkékenge. Ancolie. Bardane. Bourrache. Chardon-Bénit. Coquelicot. Digitale. Marrube blanc. Menthe. Mercuriale. Muguet. Orge. Pavot. Pêcher. Réglisse. Reine-des-prés Romarin. Sauge Saule blanc. Tussilage. Vélar

Fièvre typhoïde. — Alkékenge. Ancolie Angélique. Arnica. Bouillon blanc. Bourrache. Bryone. Camomille romaine Centaurée (petite). Chardon-Bénit. Chicorée sauvage. Chiendent. Germandrée. Impératoire. Marrube blanc. Menthe. Mercuriale. Muguet. Oranger Orchis (mâle). Orge. Ortie. Pavot. Pêcher. Réglisse. Reine-des-prés. Romarin. Sauge Saule blanc. Seigle ergoté. Tussilage. Valériane. Vélar. Verge d'or. Violette.

Fièvre vermineuse. — Absinthe. Agripaume. Anagyre. Ancolie. Arnica Arrête-bœuf Balsamite. Bryone. Camomille romaine. Centaurée (petite). Chicorée sauvage Concombre sauvage. Fougère (mâle). Germandrée. Grenadier. Hièble. Houblon. Hysope. Lavande Marrube blanc. Menthe. Ményanthe. Mercuriale. Noyer. Oranger. Orge. Osmonde. Pêcher. Pied-d'alouette. Polypode. Réglisse. Romarin. Roseau aromatique. Rhubarbe. Rue. Saule blanc. Scrofulaire Séneçon. Serpolet. Tanaisie. Valériane. Verveine. Vulvaire.

Fissures, Gerçures du Mamelon, de l'Anus. — Arnica. Bistorte. Chêne. Cochléaria. Consoude. Lycopode. Mille-Feuille. Noyer. Nummulaire. Ortie. Raifort sauvage. Sauge. Saule blanc. Sénevé blanc.

Flatuosités, Gaz de l'estomac, des intestins. — Absinthe. Aneth. Angélique. Antyllide. Camomille romaine. Cataire. Chardon-Bénit. Genièvre. Gentiane. Impératoire. Mélisse. Menthe. Oranger. Rue. Sénevé blanc. Serpolet. Valériane. Verveine.

Flueurs blanches. — Absinthe. Aneth. Angélique. Argentine. Armoise. Arnica. Asclépiade blanche. Aunée. Benoîte. Bistorte. Botrys. Busserole. Centaurée (petite). Chêne. Cochléaria. Douce-amère. Fraxinelle. Genièvre. Grenadier. Impératoire. Marrube blanc. Matricaire. Mille-Feuille. Nummulaire. Patience. Raifort sauvage. Rhubarbe. Romarin. Sanicle. Sapin. Saponaire. Sauge. Saule blanc. Scabieuse. Sceau de Salomon. Seigle ergoté. Sénéçon. Serpolet. Tamarisque. Tanaisie. Tormentille. Valériane. Verge d'or. Verveine. Vulvaire.

Flux muqueux immodérés, chroniques. — Aigremoine. Asclépiade blanche Aunée. Benoîte. Bistorte. Bourse-à-pasteur. Busserole. Chêne. Mille-Feuille. Noyer. Oranger. Orchis (mâle). Ortie. Rhubarbe. Renouée. Sanicle. Sapin Saule blanc. Seigle ergoté. Tamarisque. Tormentille. Troëne. Verge d'or.

Furoncle, Clou, Boutons, — Chicorée sauvage. Laitue sauvage. Lis blanc. Mauve. Orge. Tormentille.

Gale. — Absinthe. Aigremoine Astragale. Aunée. Bardane. Bourrache. Bruyère. Bryone. Clématite. Douce-amère. Impératoire. Menthe. Noyer. Patience. Pensée sauvage. Persicaire. Pied-d'alouette. Rosage. Scrofulaire. Serpolet. Sénevé blanc. Véronique.

Gangrène de Pott, Sénile. — Absinthe. Camomille romaine. Chêne. Germandrée. Marrube blanc. Noyer. Ortie. Pavot. Persicaire. Sapin. Saule blanc. Scrofulaire. Seigle ergoté.

Gastralgie, Douleurs d'estomac. — Aneth. Benoîte. Camomille romaine. Carotte sauvage. Cataire. Chêne. Dictame Hysope. Laitue sauvage. Lavande. Marrube blanc. Menthe. Mille-Feuille. Noyer. Orchis (mâle). Origan. Pêcher. Pensée sauvage. Rhubarbe. Saule blanc. Seigle ergoté. Sénevé blanc. Serpolet. Tanaisie. Valériane. Verveine.

Gastrite, Inflammation de l'estomac. — Ache. Alkékenge. Alleluia. Arrête-bœuf. Aunée. Bourse à pasteur. Bryone. Busserole. Carotte sauvage. Cataire. Chardon-Bénit. Dictame. Doradille. Guimauve. Houblon. Hysope. Laitue. Laitue sauvage. Marrube blanc. Orchis (mâle). Orge. Réglisse. Rhubarbe. Saule blanc. Sénevé blanc.

Goutte vague, chronique, atonique, — Alkékenge. Angélique. Asclépiade blanche. Astragale. Bardane. Benoîte. Bruyère. Bryonne. Camomille romaine. Cardamine. Cataire. Centaurée (petite). Clématite. Douce-amère. Fougère (mâle). Fumeterre. Genêt d'Espagne. Genièvre. Gentiane. Germandrée. Hièble. Houblon. Hysope Marrube blanc. Matricaire. Mélisse. Mélilot. Menthe. Ményanthe. Mille-Feuille. Nerprun. Orchis (mâle). Orge. Osmonde. Pavot. Pêcher. Pensée sauvage. Persicaire. Polypode. Raifort sauvage. Rosage. Sapin. Saponaire. Sauge. Saule blanc. Sceau-de-Salomon. Tamarisque.

Gravelle. — Ache. Alkékenge. Arrête-bœuf. Barbarée. Bruyère. Busserole. Chardon-Bénit. Chiendent. Doradille. Houblon. Impératoire. Ortie. Osmonde. Persicaire. Pied-d'alouette. Prêle. Raifort sauvage. Sceau-de-Salomon. Scolopendre. Sureau. Verge d'or.

Hématurie, Pissement de sang. — Aigremoine. Bourse-à-Pasteur. Consoude. Nummulaire. Pêcher. Prêle. Sanicle. Seigle ergoté. Tormentille. Véronique.

Hémorrhagies passives, nasales, utérines. — Aigremoine. Argentine. Aunée. Benoîte. Bistorte. Bourse-à-Pasteur. Busserole. Chêne. Consoude. Digitale. Grenadier. Guimauve. Lichen d'Islande. Mille-Feuille. Noyer. Nummulaire. Ortie. Oranger. Prêle. Roseau aromatique. Rue. Sanicle. Saule blanc. Sceau-de-Salomon. Seigle ergoté. Serpolet Tormentille. Troëne. Verge d'or.

Hémorrhoïdes. — Douce-amère. Mille-Feuille. Nummulaire. Patience. Reine-des-Prés. Rhubarbe. Rue. Scrofulaire. Sureau.

Hoquet. — Armoise. Douce-amère. Mélisse. Menthe. Mille-Feuille. Muguet. Oranger. Pivoine. Romarin. Saule blanc. Seigle ergoté. Seneçon. Tilleul. Valériane.

Hydrocèle. — Alkékenge. Arrête-bœuf. Chêne. Digitale.

Hydrocéphale, hydropisie du cerveau. — Ache. Alkékenhe. Arnica. Arrête-bœuf. Asclépiade blanche Bryone. Cochléaria. Digitale. Genêt d'Espagne. Germandrée. Hiéble. Laitue sauvage. Raifort sauvage. Sénevé blanc. Sureau. Tamarisque.

Hydropisie. — Absinthe. Ache. Alkekenge. [Arrête-bœuf. Asclépiade blanche. Barbarée. Bardane. Belle-de-Nuit. Bryone. Carotte sauvage. Centaurée (petite). Chardon-Bénit. Clématite. Cochléaria. Concombre sauvage. Digitale. Douce-amère. Eupatoire. Genêt d'Espagne. Geniévre. Globulaire. Hiéble. Houblon. Impératoire. Joubarbe (petite). Laitue sauvage. Nerprun. Ortie. Osmonde. Pariétaire. Patience. Persicaire. Pied-d'alouette. Pigamon. Pissenlit. Prêle. Raifort sauvage. Reine-des-Prés. Roseau aromatique. Sauge. Sénevé blanc. Sureau. Tamarisque. Tanaisie. Verge d'or.

Hypertrophie du cœur. — Agripaume. Carotte sauvage. Digitale. Mélisse. Mille-Feuille. Oranger. Sauge. Saule blanc. Seigle ergoté.

Hypocondrie. — Camomille romaine. Chêne. Germandrée. Laitue. Mélisse. Menthe. Mille-Feuille. Oranger. Polypode. Rhubarbe. Rue. Sénevé blanc. Tilleul. Valériane.

Hystérie. — Agripaume. Angélique. Armoise. Botrys. Camomille romaine. Cardamine. Cataire. Chêne. Dictame. Fraxinelle. Impératoire. Laitue. Livèche. Marrube. Marjolaine. Matricaire. Mélisse. Menthe. Mille-Feuille. Oranger. Romarin. Rue Seigle ergoté. Tanaisie. Tilleul. Valériane. Vulvaire.

Impuissance. — Saule blanc. Seigle ergoté.

Incontinence d'urine. — Aigremoine. Asclépiade blanche. Aunée. Benoîte. Bistorte. Bourse-à-Pasteur. Busserole. Chêne. Mille-Feuille. Noyer. Oranger. Orchis mâle. Ortie. Renouée. Rhubarbe. Sanicle. Sapin. Saule blanc. Seigle ergoté. Tamarisque. Tormentille. Troêne. Verge d'or.

Indigestions. — Camomille romaine. Cataire. Mélisse. Menthe. Oranger. Tilleul. Verveine. Véronique.

Inflammations, phlegmasies aiguës. — Alleluia. Bouillon blanc. Chiendent. Digitale. Laitue. Laitue sauvage. Mauve. Mélilot. Mercuriale. Oranger. Orge. Pariétaire. Pavot. Réglisse. Violette.

Inflammation des yeux. — Alleluia. Chêne. Chiendent. Clématite. Genièvre. Laitue. Laitue sauvage. Lis blanc. Mauve. Mélilot. Mercuriale. Noyer. Orge. Pariétaire. Pavot. Pied d'alouette. Réglisse.

Inflammation de la gorge. — Bouillon blanc. Chêne. Chiendent. Digitale. Douce-amère. Laitue. Marrube blanc. Mauve. Mélilot. Orge. Pariétaire. Polygala. Réglisse. Sapin. Séneçon. Tussilage. Violette.

Inflammation des bronches. — Alleluia. Bouillon blanc. Chiendent. Digitale. Douce-amère. Laitue. Marrube blanc. Mauve. Mélilot. Mercuriale. Orge. Pariétaire. Polygala. Réglisse. Sapin. Tussillage. Vélar. Violette.

Inflammation de la muqueuse buccale. — Bouillon blanc. Chêne. Chiendent. Laitue. Mauve. Mélilot. Mercuriale. Orge. Pariétaire.

Inflammation du foie. — Aigremoine. Alleluia. Arnica. Arrête-bœuf. Aunée dyssentérique. Bouillon-Blanc. Cataire. Chiendent. Laitue. Mauve. Mélilot. Mercuriale. Orge. Pariétaire. Pissenlit. Reglisse. Violette.

Inflammation des viscères abdominanx. — Alleluia. Arrête-bœuf. Aunée dyssentérique. Barbarée. Bouillon blanc. Chiendent. Douce amère. Laitue. Mauve. Mélilot. Mercuriale. Orge. Pariétaire. Pavot. Réglisse. Violette.

Inflammations des voies urinaires. — Alkékenge. Arrête-bœuf. Aunée dyssentérique. Barbarée. Cataire. Chiendent. Guimauve. Laitue. Mauve. Mélilot. Mercuriale. Orge. Pariétaire. Pavot. Réglisse. Sapin. Violette.

Inflammations externes. — Alleluia. Bouillon-Blanc. Chiendent. Guimauve. Joubarbe. Laitue. Mauve. Mélilot. Mercuriale. Noyer. Orge. Pariétaire. Pavot. Pêcher. Reglisse. Saule blanc. Violette.

Insomnie. — Coquelicot. Digitale. Douce-amère. Houblon. Laitue. Mélisse. Menthe. Pavot. Pêcher. Pivoine. Seigle ergoté. Séneçon. Stramoine. Violette.

Irritations de poitrine. — Angélique. Bouillon blanc. Bourrache. Calament. Carotte sauvage. Cataire. Chiendent. Guimauve. Laitue. Laitue sauvage. Lis blanc. Marrube blanc. Mauve. Mercuriale. Orchis mâle. Pariétaire. Pavot. Poli" gala: Pulmonaire. Sapin. Tussilage. Vélar. Violette.

Irritations du foie. — Aigremoine. Alkékenge. Arrête-bœuf. Carotte sauvage. Cataire Chiendent. Laitue. Lis blanc. Mauve. Mercuriale. Orchis mâle. Orge. Pariétaire. Pavot. Pissenlit. Rhubarbe. Sureau. Violette.

Irritations des voies digestives. — Ache. Alkékenge. Carotte sauvage. Cataire. Chiendent. Guimauve. Laitue. Lis blanc. Mauve. Mercuriale. Oranger. Orchis mâle. Orge. Pariétaire. Pavot. Rhubarbe. Violette.

Irritations des voies urinaires. — Alkékenge. Arrête-bœuf. — Carotte sauvage. Cataire. Chiendent. Guimauve. Laitue. Lis blanc. Mauve. Mercuriale. Oranger. Orchis mâle. Orge. Pariétaire. Pavot. Réglisse. Sapin.

Irritation de l'anus. — Carotte sauvage. Chiendent. Mauve. Mercuriale. Orge. Pariétaire. Pavot. Réglisse.

Irritation de la peau. — Chiendent. Guimauve. Joubarbe. Laitue. Mauve. Mercuriale. Orge. Pariétaire. Pavot. Réglisse.

Jaunisse. — Ache. Aigremoine. Alkékenge. Alleluia. Ancolie. Arnica. Arrête-bœuf. Asclipiade blanche. Carotte sauvage. Cataire. Chardon-Bénit. Chicorée sauvage. Chiendent Douce-amère. Eupatoire. Fumeterre. Gentiane. Germandrée. Hièble. Houblon. Joubarbe. Laitue sauvage. Livêche. Marrube blanc. Noyer. Ortie. Patience. Pigamon. Pissenlit Raifort sauvage. Rhubarbe. Saponaire. Scolopendre. Séneçon. Sureau. Verveine.

Lait, pour le faire passer. — Auné. Bryone. Genêt-d'Espagne. Menthe. Noyer. Pavot. Rue.

Lumbago, mal des reins. — Ache. Alkékenge. Arnica. Arrête-bœuf. Barbarée. Bourrache. Bruyère. Busserole. Chardon-Bénit. Chiendent. Doradille. Houblon. Hysope. Mélilot. Mercuriale. Ortie. Osmonde. Pied-d'alouette. Prêle. Raifort sauvage. Sureau. Verge d'or.

Manie. Ache. Alkékenge. Anthyllide. Arnica. Bryone. Digitale. Hièble. Laitue sauvage. Mélisse. Pavot. Pulsatille. Stramoine. Sureau.

Marasme, extrême maigreur. — Angélique. Arnica. Aunée. Camomille romaine. Carotte sauvage. Chêne. Clématite. Douce-amère. Genêts-d'Espagne. Gentiane. Germandrée. Houblon. Marruble blanc. Matricaire. Menthe. Ményanthe. Noyer. Orchis mâle. Orge. Pavot. Pensée sauvage. Romarin. Sapin. Saule blanc. Scrofulaire. Vélar.

Mélancolie. — Angélique. Balsamite. Bourrache. Cataire. Genièvre. Laitue. Livêche. Marjolaine. Mélisse. Orchis mâle. Oranger. Origan. Pulsatille. Roseau aromatique. Verveine.

Migraine. — Balsamite. Bétoine. Botrys. Calament. Cardamine. Dictame. Fraxinelle. Livèche. Marjolaine. Matricaire. Mélisse. Mille-Feuille. Muguet: Oranger. Pissenlit. Pivoine. Raifort sauvage. Romarin. Rue; Sauge. Seigle ergoté. Sénevé blanc. Serpolet. Tilleul. Valériane. Verveine. Vulvaire.

Néphrite, inflammation des reins. — Arnica. Arrête-bœuf. Bourrache. Concombre sauvage. Digitale. Doradille. Genêt-d'Espagne. Genièvre Hysope. Impératoire. Laitue. Lycopode. Mauve. Mélilot. Oranger. Orchis mâle. Orge. Pariétaire. Pêcher. Pied-d'alouette. Prêle. Raifort sauvage. Sureau. Verge-d'or.

Névralgies. — Armoise. Arnica. Bétoine. Camomille romaine. Cataire. Dictame. Digitale. Genêt-d'Espagne. Mélisse. Menthe. Pavot. Sénevé blanc. Stramoine. Valériane. Verveine.

Névroses. — Angélique. Arnica. Balsamite. Camomille romaine. Cataire. Dictame. Fraxinelle. Laitue. Laitue sauvage. Mélisse. Menthe. Mille-Feuille. Oranger. Pavot. Rue. Saule blanc. Stramoine. Tilleul. Valériane. Vulvaire.

Odontalgie, douleurs de dents. — Anagire. Arnica. Bryone. Cataire. Cochléaria. Eupatoire. Hièble. Impératoire. Mille-Feuille. Nerprun Origan. Ortie. Pavot. Persicaire. Raifort sauvage. Saule blanc Stramoine. Sureau

Œdème, infiltration séreuse. — Absinthe. Ache. Alkékenge. Arnica. Arrête-bœuf. Asclépiade blanche. Aunée Bardane. Belle de Nuit. Bruyère. Bryone. Clématite. Cochléaria. Digitale. Genêt-d'Espagne. Gentiane. Germandrée. Grenadier. Hièble. Houblon. Laitue sauvage. Nerprun. Orge. Persicaire. Pied-d'alouette. Pigamon. Pissenlit. Raifort sauvage. Reine-des-Prés. Sauge. Senevé blanc. Serpolet. Sureau. Tamarisque.

Otalgie, douleurs d'oreilles. — Absinthe. Arnica. Aunée. Balsamite. Bryone. Camomille romaine. Cardamine. Carotte sauvage. Cataire. Cochléaria. Concombre sauvage. Grenadier. Guimauve. Hièble. Joubarbe. Laitue sauvage. Lavande. Lis blanc. Marjolaine. Mélilot. Oranger. Origan. Ortie. Pavot. Romarin. Sénevé blanc. Sureau. Verveine.

Pâles couleurs. — Absinthe. Angélique. Armoise. Arrête-bœuf. Asclépiade blanche. Aunée. Camomille romaine. Cataire Eupatoire. Fraxinelle. Genièvre. Gentiane. Germandrée. Hysope. Impératoire. Joubarbe. Livèche. Marrube blanc. Ményanthe. Menthe. Mélisse. Noyer. Oranger. Origan. Raifort sauvage. Rhubarbe. Romarin. Roseau aromatique. Rue. Sanicle. Saule blanc. Sénevé blanc. Tanaisie. Tilleul. Verveine.

Palpitations de cœur. — Agripaume. Carotte sauvage. Digitale. Mélisse. Mille-Feuille. Oranger. Pulsatille. Sauge. Saule blanc. Tilleul.

Panaris. — Chicorée sauvage. Consoude. Laitue sauvage. Lis blanc. Mauve. Mélilot. Pavot. Sceau-de-Salomon. Tormentille.

Paralysies. — Arnica. Arrête-bœuf. Asclépiade blanche. Aunée. Bétoine. Bruyère.

Busserole. Bryone. Clématite. Chicorée sauvage. Cochléaria. Concombre sauvage. Hièble. Impératoire. Marjolaine. Mélisse. Menthe. Nerprun. Orge Ortie. Patience. Pêcher. Pensée sauvage. Pulsatille Rhubarbe. Romarin. Sauge Seigle ergoté. Sénevé blanc. Serpolet. Valériane.

Pertes séminales. — Aigremoine. Anthyllide. Asclépiade blanche. Aunée. Benoite. Bistorte. Bourse-à-pasteur. Busserole. Chêne. Digitale. Houblon. Lycopode. Noyer. Nummulaire. Ortie. Osmonde. Pavot. Prêle. Reine-des-Prés. Renouée. Saule blanc. Scolopendre. Seigle ergoté. Tormentille. Troëne. Verge d'or. Verveine.

Pertes utérines, Ecoulements excessifs des règles. — Aigremoine. Aunée. Bourse-à-pasteur. Busserole. Chêne. Consoude. Digitale. Houblon. Nummulaire. Oranger. Ortie. Pavot. Prêle. Renouée. Roseau aromatique. Sauge. Saule blanc. Seigle ergoté. Troëne. Verveine.

Petite vérole. — Ancolie. Bardane. Bourrache. Bryone. Chardon-Bénit. Coquelicot. Guimauve. Pavot. Reine-des-prés. Sureau. Violette.

Phlegmon, Tumeur inflammatoire. — Ancolie. Bourrache. Chiendent. Guimauve. Hièble. Lis blanc. Mauve. Orge. Pariétaire. Pavot. Réglisse. Séneçon. Sureau.

Phthysie pulmonaire. Ancolie. — Angélique. Bétoine. Botrys. Bouillon-blanc. Busserole. Calament. Carotte sauvage. Chêne. Digitale. Douce-amère. Laitue sauvage. Lichen. Lierre terrestre. Marrube. Mille-Feuille. Nummulaire. Orchis (mâle). Orge. Polygala. Pulmonaire. Sapin. Seigle ergoté. Tussilage. Vélar.

Placenta, faciliter la sortie. — Busserole. Seigle ergoté.

Plaies. — Absinthe. Aigremoine. Anthyllide. Arnica. Balsamite. Bourse-à-pasteur. Camomille romaine. Chêne. Dictame. Douce-amère. Joubarbe. Lierre terrestre. Lis blanc. Marrube blanc. Menthe. Ményanthe. Mille-Feuille. Noyer Orge. Ortie. Pulsatille. Reine-des-prés. Sanicle. Sapin. Saule blanc. Scrofulaire. Valériane. Verveine.

Pleurésie, Inflammation interne des poumons. — Chardon-Bénit. Coquelicot. Digitale. Douce-amère. Laitue sauvage. Marrube blanc. Mille-Feuille. Patience Pavot. Polygala. Sénevé. Tussilage. Vélar.

Pneumonie, Fluxion de poitrine. — Arnica. Arrête-bœuf. Bourrache. Bryone. Camomille romaine. Chiendent. Marrube blanc. Mille-Feuille. Orge. Pavot. Sapin. Tussilage. Vélar.

Pustules malignes, syphilitiques. — Asclépiade blanche. Astragale. Bardane. Clématite. Douce-amère. Ményanthe. Noyer. Patience. Pavot. Pulsatille. Rosage. Saponaire. Scabieuse.

Relâchement de la luette et des gencives. — Aunée dyssentérique.

Benoîte. Bistorte. Bourse-à-pasteur. Busserole. Chêne. Cochléaria. Doradille. Grenadier. Noyer. Nummulaire. Ortie. Persicaire. Saule blanc. Sceau de Salomon. Scolopendre. Tormentille. Troëne.

Relâchement de l'utérus-vagin. — Bistorte Busserole. Chêne. Grenadier. Guimauve. Mauve. Mélilot. Noyer. Nummulaire. Ortie. Pavot. Saule blanc. Seigle ergoté. Troëne. Vulvaire.

Rhumatisme articulaire, goutteux, chronique, syphilitique. — Arnica. Astragale. Bardane. Belle-de-nuit. Benoîte. Bourrache. Bruyère. Bryone Camomille romaine. Cochléaria. Digitale. Douce-amère. Genêt d'Espagne. Genièvre. Germandrée. Hièble. Hysope. Lavande. Licopode. Marrube blanc. Mélilot. Mélisse. Menthe. Ményanthe. Mille-Feuille. Nerprun. Orge. Origan. Patience Pavot. Pensée sauvage. Persicaire. Poligala. Polypode. Pulsatille. Raifort sauvage. Réglisse. Rhubarbe. Romarin. Rosage. Sapin. Saponaire. Sauge. Saule blanc. Sceau-de-Salomon. Sénevé blanc. Serpolet. Sureau. Tanaisie.

Rhume, Bronchite. — Ache. Ancolie. Angélique. Arnica. Aunée. Bardane. Benoîte. Bétoine. Botrys. Bourrache. Busserole. Calament. Cardamine. Cataire. Chardon-Bénit. Cochléaria. Coquelicot. Digitale. Doradille. Douce-amère. Eupatoire Germandrée. Guimauve. Houblon. Hysope. Impératoire. Laitue sauvage Lavande. Lichen d'Islande. Lierre terrestre. Marrube blanc. Melisse. Mauve. Origan. Polygala. Pulmonaire. Raifort sauvage. Romarin. Sapin. Sauge. Scéau-de-Salomon. Scolopendre. Sénevé blanc. Tussilage. Vélar. Violette.

Rougeole. — Ancolie. Bardane. Bourrache. Bryone. Chardon-Bénit. Coquelicot. Digitale. Guimauve. Marrube blanc. Pavot. Pêcher. Polygala. Reine-des-prés. Réglisse. Sureau. Tussilage. Violette.

Scorbut. — Absinthe. Ache. Angélique. Cardamine. Centaurée (petite). Cochléaria. Douce-amère. Eupatoire. Fougère mâle. Fraxinelle. Fumeterre. Genièvre Gentiane Germandrée Houblon. Joubarbe. Marrube blanc. Ményanthe. Noyer. Nummulaire. Oranger. Orge. Osmonde. Patience. Persicaire. Pissenlit. Raifort sauvage. Sapin. Sauge. Saule blanc. Seigle ergoté. Sénevé blanc.

Scrofules, Rachitisme. — Absinthe. Angélique. Asclépiade blanche. Aunée. Camomille romaine. Carotte sauvage. Centaurée (petite). Chêne. Clématite. Cochléaria. Concombre sauvage. Digitale. Douce-amère. Fraxinelle. Fougère mâle. Fumeterre. Genêt d'Espagne. Gentiane. Germandrée. Houblon. Marrube blanc. Ményanthe. Noyer. Orge. Osmonde. Pavot. Pensée sauvage. Raifort sauvage. Romarin Rhubarbe. Sapin. Sauge. Saule blanc. Scrofulaire. Serpolet. Tussilage.

Suppression des règles. — Absinthe. Agripaume. Ancolie. Aneth. Angélique. Armoise. Arnica. Asclépiade blanche. Aunée. Benoîte. Botrys. Busserole. Camomille romaine. Cataire. Concombre sauvage. Dictame. Digitale. Eupatoire Fougère mâle. Fraxinelle. Germandrée. Hysope. Livèche. Marrube blanc. Matricaire.

Mélisse. Menthe. Ményanthe. Mille-Feuille. Nigelle. Noyer. Origan. Pulsatille. Romarin. Roseau aromatique. Rhubarbe. Rue. Saule blanc. Seigle ergoté. Serpolet. Tanaisie.

Supuration fétide. — Absinthe. Camomille romaine. Chêne. Germandrée. Marrube blanc. Noyer. Ortie. Pavot. Persicaire. Sapin. Saule blanc. Scrofulaire. Seigle ergoté.

Syphilis, Maladies vénériennes. — Asclépiade blanche. Astragale. Aunée. Bardane. Bryone. Chardon-Bénit. Chêne. Clématite. Cochléaria. Coquelicot. Douce amère. Fumeterre. Genièvre. Hièble. Ményanthe. Noyer Oranger. Origan. Patience. Pensée sauvage. Persicaire. Pissenlit. Polygala. Pulsatille. Raifort. Reine-des-prés. Rosage. Sapin. Saponaire. Scabieuse. Sceau-de-Salomon. Sauge. Saule blanc. Sureau. Tamarisque. Véronique. Violette.

Ténia, Ver solitaire. — Absinthe. Belle-de-nuit. Centaurée (petite). Fougère mâle. Gentiane. Grenadier. Lavande. Matricaire. Menthe. Noyer. Osmonde. Pêcher. Romarin. Rhubarbe. Saule blanc. Tanaisie. Valériane.

Teigne. — Bardane. Chêne. Genièvre. Joubarbe. Noyer. Pensée sauvage. Pied-d'alouette. Romarin Saule blanc. Sénevé blanc. Sureau.

Toux rebelle, sèche, gastrique, spasmodique. — Ache. Ancolie. Angélique Aunée Bardane. Benoîte. Bétoine. Botrys Bouillon blanc. Bourrache. Busserole. Calament. Cardamine. Carotte sauvage. Cataire. Chardon-Bénit. Cochléaria. Digitale. Doradille. Douce-amère. Eupatoire. Germandrée. Guimauve. Houblon. Hysope. Impératoire. Laitue sauvage. Lavande. Lichen d'Islande. Lierre terrestre. Lis blanc. Marrube blanc. Mauve. Mélisse. Mille-Feuille. Oranger. Origan. Pavot. Pivoine. Polipode. Pulmonaire. Raifort sauvage. Réglisse. Romarin Sapin. Sauge Sceau-de-Salomon. Scolopendre. Serpolet. Stramoine. Tussilage. Vélar Violette.

Tranchées des enfants. — Aneth. Angélique. Balsamite Camomille romaine. Chêne. Coquelicot. Hysope. Impératoire. Lavande. Menthe. Mille-Feuille. Pêcher. Rhubarbe. Sauge. Tilleul. Véronique. Verveine.

Tremblement des membres. — Angélique. Arnica. Aunée. Chêne. Lavande. Mélisse. Menthe. Oranger. Pavot. Rhubarbe. Sauge. Saule blanc. Valériane. Verveine.

Tumeurs Cancéreuses, Squirrheuses. — Aunée. Carotte sauvage. Chêne. Dictame. Joubarbe (petite). Ortie. Pulsatille. Romarin. Scrofulaire.

Tumeur du sein. — Ache. Asclépiade blanche. Aunée. Dictame. Douce-amère. Joubarbe (petite). Lis blanc. Menthe. Nigelle. Noyer. Orge. Origan. Ortie. Patience. Pêcher. Pensée sauvage. Romarin. Rue. Scrofulaire. Séneçon.

Tumeurs blanches, indolentes, froides. — Arnica. Aunée. Bardane. Bryone. Carotte sauvage. Chêne. Dictame. Digitale. Genêt-d'Espagne. Hièble

Houblon. Nerprun. Noyer. Ortie. Pensée sauvage. Pulsatille. Rhubarbe. Romarin. Scrofulaire. Sureau. Tussilage.

Tumeurs hémorrhoïdales. — Arnica. Carotte sauvage. Douce-amère. Hièble. Mille-Feuille. Nummulaire. Ortie. Patience. Pavot. Reine-des-Prés. Scrofulaire. Sureau.

Tympanite , gonflements du ventre. — Absinthe. Ache. Alkékenge. Aneth. Angélique. Bryone. Genêt-d'Espagne. Hièble. Mélisse. Mélilot Menthe. Nerprun. Pariétaire. Persicaire. Pied-d'alouette. Pigamon. Reine-des-Prés. Rue. Sureau.

Ulcérations des gencives, du Pharynx scorbutiques. — Ancolie. Arrête-bœuf. Aunée. Cardamine. Centaurée (petite). Chardon-Bénit. Chêne. Clématite, Cochléaria. Impératoire. Ményanthe. Mille-Feuille. Noyer. Orge. Ortie. Persicaire. Rue. Sapin. Sauge. Saule blanc. Troëne. Valériane.

Ulcérations, chroniques , internes. — Arrête-bœuf. Asclépiade blanche. Astragale. Aunée. Busserole. Carotte sauvage. Centaurée (petite). Chardon-Bénit. Chêne. Cochléaria. Impératoire. Laitue sauvage. Menyanthe. Mille-Feuille. Noyer. Ortie. Rue. Saule blanc. Troëne. Valériane.

Ulcères anciens, atoniques de mauvais caractère, sordides. — Absinthe. Aigremoine. Arnica. Astragale. Aunée. Benoîte. Centaurée (petite). Chardon-Bénit. Chêne. Clématite. Cochléaria. Dictame. Douce-amère. Genièvre. Germandrée. Impératoire. Joubarbe (petite). Lierre terrestre. Marrube. Menthe. Menyanthe. Mille-Feuille. Noyer. Orge. Ortie. Patience. Pavot. Persicaire. Pulsatille. Reine-des-prés. Rosage. Rue. Sanicle. Sapin. Sauge. Saule blanc. Scrofulaire. Tanaisie. Tormentille. Valériane. Verge d'or.

Ulcères cancéreux, sanieux, fistuleux, gangréneux. — Aigremoine. Astragale. Aunée. Carotte sauvage. Centaurée (petite). Chardon-Bénit. Clématite. Chêne. Cochléaria. Dictame. Douce-amère. Houblon. Impératoire. Joubarbe. Lierre terrestre. Marrube. Menthe. Menyanthe. Mille-Feuille. Noyer. Oranger. Orge. Ortie. Pêcher. Persicaire. Pulsatille. Reine-des-Prés. Rosage. Rue. Sanicle. Sapin. Saule blanc. Scrofulaire. Tanaisie. Vulvaire.

Ulcères syphilitiques, scrofuleux, galleux, vermineux. — Absinthe. Ancolie. Asclépiade blanche. Astragale. Aunée. Carotte sauvage. Centaurée (petite). Chardon-Bénit. Chêne. Clématite. Cochléaria. Dictame. Douce-amère. Impératoire. Joubarbe (petite). Lierre terrestre. Marrube. Menthe. Menyante. Mille-Feuille. Noyer. Orge. Ortie. Patience. Pavot. Persicaire. Pulsatille. [Reine-des-Prés. Rosage. Rue. Sanicle. Sapin, Sauge. Saule blanc. Scrofulaire. Tanaisie. Tussilage. Vulvaire.

Ulcères internes. — Aigremoine. Arrête-bœuf. Astragale. Aunée. Centaurée (petite). Chardon-Bénit. Chêne. Cochléaria. Douce-amère. Impératoire. Laitue sauvage. Lichen d'Islande. Marrube. Menthe. Ményanthe. Mille-Feuille. Noyer. Ortie. Pulsatille. Rue. Sapin. Saule blanc.

Uréthrite, écoulements, inflammation du canal urinaire — Aigremoine. Asclépiade blanche. Astragale. Bistorte. Busserole. Chêne. Digitale. Douce-amère. Genièvre. Grenadier. Houblon. Lycopode. Mille-Feuille. Noyer. Nummulaire. Oranger. Orge. Pariétaire. Pavot. Réglisse. Rhubarbe. Sapin. Saule blanc. Seigle ergoté. Tormentille. Troëne. Verge-d'or.

Vents, Gaz. Absinthe. Aneth. Angélique. Antyllide. Camomille romaine. Cataire. Chardon-Bénit. Genièvre. Gentiane. Impératoire. Mélisse. Menthe. Oranger. Rue. Sénevé blanc. Serpolet. Valériane. Verveine.

Varices. — Aigremoine. Arnica. Chêne. Marjolaine. Saule blanc.

Vertiges. — Agripaume. Arnica. Arrête-bœuf. Aunée. Bryone. Carotte sauvage. Cataire. Chardon-Bénit. Chicorée sauvage. Digitale. Hièble. Marjolaine. Mélisse. Muguet. Oranger. Sauge. Scabieuse. Sureau. Valériane. Verveine.

Vomissements. — Angélique. Armoise. Bourrache. Busserole. Camomille romaine. Cataire. Lavande. Marrube. Mélisse. Menthe. Oranger. Pavot. Renouée. Romarin. Roseau aromatique. Sauge. Saule blanc. Seigle ergoté. Tilleul. Valériane. Véronique.

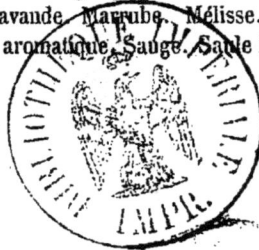

BIBLIOTHÈQUE IMPÉRIALE IMP.

TABLE ALPHABÉTIQUE

DES PLANTES.

————o—⊖—o——

FIN DE LA TABLE.

Toulouse, imprimerie Troyes Ouvriers Réunis, rue Saint-Pantaléon, 3.

www.ingramcontent.com/pod-product-compliance
Lightning Source LLC
Chambersburg PA
CBHW050109210326
41519CB00015BA/3888